Durch Trauer wachsen

Das Mutmacherbuch für Sternenmamas

Jennifer Merkle

ISBN: 9798514563425

WIDMUNG

Ich widme dieses Buch meinen Kindern und allen Sternenmamas und ihren Kindern.

INHALT

Vorwort von Leonie Malinowski

Danke!
Tiefe Dankbarkeit und Hochachtung, dass Jennifer dieses wundervolle Buch in die Welt gebracht hat. Als wir uns kennenlernten, sprachen wir lange über ihre Erlebnisse, in denen sie mit Trauer umgehen musste. Den kleinen Bruder durch einen Unfall zu verlieren, lässt viele Menschen zerbrechen, doch Jennifer schaffte es, daraus ihre größte Kraft zu schöpfen. Als sie später zwei Fehlgeburten erlebte, war sie erneut an dem Punkt, zwischen „totaler Verzweiflung" und „Ich mache das Beste daraus" zu wählen und kreierte aus dieser Kraft heraus dieses einzigartige Buch, das heute so viele Mütter in ihrem Prozess unterstützt, mit dem Abschied ihres Kindes umzugehen.

Jennifer zeichnet eine unglaubliche Stärke, Leichtigkeit und Lebensfreude aus, die so ansteckend und ermutigend ist, sich nicht von den Schicksalen des Lebens runterziehen zu lassen, sondern dankbar und mutig voranzugehen.

In diesem Buch erhältst Du nützliche Informationen zum Umgang mit Trauer, findest Zuspruch und kannst Dich durch die Geschichten anderer Sternenmütter reflektieren. Du bist nicht allein!
Auch ich habe ein Kind verloren und trage es immer in meinem Herzen.

In dieser Trauer fühlen wir, dass wir Menschen sind, und erkennen, worum es wirklich im Leben geht: um die Beziehungen im Hier und Jetzt. Lies dieses Buch mit Achtsamkeit und lasse Dich liebevoll in Deinem Prozess begleiten.

Alles Liebe,
Leonie

Autorin und Expertin für Familienaufstellungen & Beziehungen auf Augenhöhe

EINLEITUNG

Liebe Sternenmama,
egal zu welcher Zeit Du Dein Baby verloren hast - es gibt viele unterschiedliche Wege mit der Trauer umzugehen, wir Sternenmamas zeigen Dir unsere Wege. Es gibt so viele Frauen, die dasselbe erleben oder erlebt haben. Einige ihrer Geschichten findest Du im 2. Teil dieses Buchs, damit Du Deine eigene Stärke wiederfindest und durch die Trauer wachsen kannst.
Dieses Buch zeigt dir außerdem
...Impulse für den eigenen Umgang mit der Trauer
...dass du nicht alleine bist
...welche Rolle Trauer in der Partnerschaft und Gesellschaft einnimmt
...welche Rechte und Möglichkeiten der Unterstützung Du hast
...Wege anderer Sternenmamas durch die Trauer
...wie Du durch die Trauer in Deine neue Lebensphase wachsen kannst und ich Dich dabei begleiten kann

Du kannst ganz von vorne anfangen zu lesen, das Buch intuitiv aufschlagen und dort beginnen zu lesen oder du schaust im Inhaltsverzeichnis, welches Thema für dich wichtig ist.
Egal, wie Du beginnst, ich wünsche Dir von Herzen, dass Du genau das findest, was Du suchst, dass Dir dieses Buch Kraft und Halt schenkt und es Dich auf diesem Weg begleitet.

Deine **Jenni**

Über mein Herzensthema

Dein Kind ist ein Teil von dir, egal wie alt es war. Verlierst du dein Kind, fehlt ein Teil von dir. Ein Baby und eine Geburt sind immer noch zwei der größten Wunder, die es gibt, kaum etwas ist komplexer als das Entstehen einer Schwangerschaft, eine Schwangerschaft selbst und eine Geburt! Eigentlich klar, dass da auch viel schiefgehen kann.

Wenn dein Kind vor dir stirbt, geht das gegen die Natur des Lebens. Das empfinden wir als das Schlimmste im Leben und als wahnsinnig ungerecht.

Wir haben keinen Einfluss auf das, was uns das Leben als Aufgabe, als Schmerz und als Leid schenkt, doch wir haben einen Einfluss darauf, wie wir damit umgehen, wie lange wir leiden und was wir daraus machen.

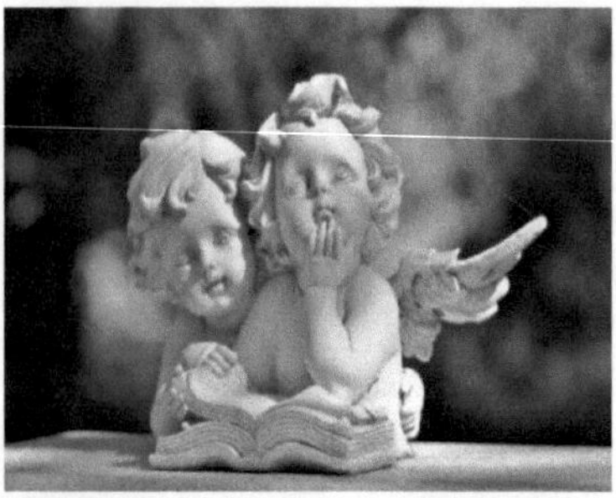

Die Angst, jemanden oder gar das eigene Kind zu verlieren, trifft uns viel gewaltiger als die Angst vor unserem eigenen Tod. In diesem Moment wird alles Unwichtige doppelt unwichtig und alles Wichtige ist präsent.

Doch auch wenn es sich im ersten Moment nicht danach anfühlt, Trauer ist eine natürliche Lebenserfahrung, und wenn ein Mensch sie in ihrer Tiefe zulässt und überwindet, wächst die Persönlichkeit.

Nicht nur unsere Persönlichkeit kann daran wachsen, unsere Dankbarkeit, unsere Liebe zum Leben und unser Bewusstsein wachsen gleich mit. Ich persönlich glaube, dass es ein riesengroßes Geschenk für unser Leben ist, wenn wir das Leben zu schätzen wissen und in tiefer Dankbarkeit leben. Auch, wenn uns manche Schicksalsschläge zweifeln lassen, haben wir besonders durch diese die Chance zu sehen, was das Leben wirklich ist und was am Ende wirklich zählt. Das Leben ist ein Geschenk, eine große Chance und am Ende zählt nur, wie sehr wir geliebt haben.

Und vergiss nicht: Die Energie bleibt, denn Energie stirbt niemals! Ich habe mir oft vorgestellt, wo die Energie meines Bruders sein könnte. Ich spüre ihn auf dem Friedhof dort nicht mehr als überall, wo ich sowieso bin. Deswegen gehe ich kaum dorthin, außer zu besonderen Anlässen. Mein Papa beschreibt sehr schön: „Er ist immer an meiner Seite, ich rede mit ihm, er spricht mit mir, ich weiß sowieso, was er jetzt sagen würde. Ganz besonders spüre ich ihn bei unseren gemeinsamen Hobbies. Ich stelle ihm Fragen, ich bekomme Antworten. Er ist immer da - seine Energie ist bei uns!"

In einem Coaching habe ich selbst einmal erlebt, wie eine große Last von den Schultern der Klientin fiel. Ihre Eltern waren verstorben und die Vorstellung, dass sie einfach nicht mehr da sind und auf dem Friedhof begraben waren, tat ihr doppelt weh. Verständlicherweise! Als wir an dieser Vorstellung arbeiteten und ihre Wunschvorstellung zuließen, nämlich, dass sie weiter bei ihr sind, sie begleiten, ihr Kraft schicken und sehr stolz auf sie sind, huschte ein Lächeln über ihr Gesicht. Als ich ihr erzählte, dass Energie niemals verloren geht und sie nur eine andere Form annimmt, sah ich förmlich wie ihr Herz leichter wurde. Einige von uns glauben vielleicht auch an ein Leben nach dem Tod und daran, dass wir hier sind, um Erfahrungen für das nächste Leben zu sammeln. Erlaube dir jegliche Vorstellung, die es dir erleichtert, mit deiner Trauer und dem Tod umzugehen. In deiner Vorstellung ist alles erlaubt, was sich richtig für dich anfühlt!

Das nimmt einem schon etwas von der Schwere, oder?
Ich habe jahrelang gedacht: Was will mir das Leben damit sagen, dass es mir schier unmögliche Dinge zu bewältigen gibt und davon am besten mehrere Aufgaben gleichzeitig. Es gibt viele herausfordernde Themen in meinem Leben, mit denen ich mich schon auseinandersetzen musste. Ich hatte oft Zweifel, Schmerzen und keine Lösungen parat. Dazu kamen noch hinderliche Glaubenssätze, wenig Selbstliebe und Achtsamkeit. Mein Rucksack war viele Jahre unfassbar schwer, sodass ich das Gefühl hatte, ich könne nicht mehr aufrecht gehen.

Einige tolle Menschen haben mir auf meinem Weg zugehört und waren für mich da, sodass ich nach Jahren die für mich wichtigen Schritte tun konnte. Diese bestanden vor allem im Vergeben, Loslassen und der Entscheidung, endlich glücklich sein zu wollen und nicht mehr in der Vergangenheit zu leben. Ich habe die Entscheidung getroffen, den Rucksack am Wegesrand abzustellen.

Die daraus gewonnene Stärke, die Erfahrung und die Geschenke habe ich mitgenommen und den Rest habe ich dort stehen lassen. Er diente mir nicht mehr und würde mich nur weiter daran hindern, glücklich zu sein. Für mich hatte es oberste Priorität, endlich glücklich zu sein und das Leben mit meiner Familie zu genießen, anstatt mit der Schwere zu leben.

Endlich verstand ich, dass niemand anders als ich selbst dafür verantwortlich war, dies zu entscheiden und zu leben. Welch großartiges Geschenk für mein ganzes Leben. Ich konnte mich aufrichten, ich war voller Liebe zu mir selbst, dem Leben und der Liebe zu meinen Mitmenschen - und ja, ich war und bin zutiefst glücklich, befreit und dankbar!

Ich kann mich in viele Themen des Lebens so gut einfühlen und Dich verstehen, weil ich sie selbst durchlebt habe. Deshalb möchte ich Dein Wegbegleiter für Deine schwierigen Lebensstationen sein. Ich wurde Urheber meiner Geschichte, nicht mehr ihr Opfer. Das kannst Du auch. Werde dir deiner Eigenverantwortung bewusst- in jedem Moment bist du der Gestalter deines Lebens- dieser Moment kreiiert den nächsten Moment. Lebe nicht als wirst du 105, warte nicht auf die Rente oder den nächsten Urlaub! Lebe im Hier und Jetzt und gestalte dein Leben, wie du es möchtest!

Da mich das Thema Trauer wohl am stärksten geprägt hat, schreibe ich dieses Buch als Geschenk für Dich, liebe Sternenmama. Ich bekam diese Aufgabe eines Morgens und zögerte keine Sekunde und nahm diese Aufgabe an, für alle Sternenmamas und ihre Kinder. Ich wünsche Dir, dass Dir dieses Buch die Gewissheit gibt, dass Du nicht alleine bist. Wir alle haben ähnliches erlebt, wir alle fühlen mit Dir und verstehen deinen Schmerz. Jede von uns hat sich nochmal ihre Geschichte präsent gemacht, was für viele sicher nicht einfach war. Wir haben sie für Dich aufgeschrieben, um Dir in dieser Zeit unsere Geschichten, Bilder und mutmachenden Worte an die Hand zu geben. Ich hoffe, ich kann Dir damit Mut machen, nicht aufzugeben und nach Deiner Trauer in die Lebensfreude zurückzukehren. Denn das Leben ist zu kurz, um uns von der Trauer unser ganzes Leben bestimmen zu lassen! Du hast (vielleicht) nur dieses eine Leben. Deine Eltern haben es dir geschenkt. Nimm es dankbar an, es ist so kostbar, genau wie Du!

Ein weiteres Anliegen ist es uns Sternenmamas, dass dieses (Tabu)Thema einen Platz in unserer Gesellschaft bekommt. In unserer Gesellschaft geht es um Perfektion, Gesundheit, Funktionieren, Spaß, Ansprüche... Das Sterben und der Tod haben hier keinen Platz?! Doch sind diese nicht unsere einzige Gewissheit im Leben? Warum reden wir nicht offen darüber? Es ist unsere Chance, dieses Leben bewusster, offener und dankbarer anzunehmen mit all seinen Facetten, Aufgaben und Geschenken! Wie würden wir leben, gäbe es den Tod nicht und unser Leben wäre unendlich? Wir würden es noch weniger nutzen und bewusst leben oder?

Für dieses Bewusstsein stehen wir, die wir hier unsere Geschichten aufgeschrieben haben.

Wenn die Sonne irgendwo untergeht, geht sie wo anders wieder auf. Bei mir ging am 06. Februar die Sonne unter, ein paar Wochen später schien sie schon wieder etwas. Und genau ein Jahr später ging sie wieder ganz auf! Vertraue auf Dich, Deinen Körper und das Leben. Liebe Dich und Deine Mitmenschen und lerne ihnen und Dir zu vergeben.

Wir wünschen euch so viel Kraft für euren Weg, und dass ihr das Geschenk annehmen könnt, was wir mit diesem Buch für euch sein wollen.

Was bedeuten Tod und Trauer

Trauer heißt für mich, wie es Sabine Coners treffend formuliert hat: „Den Schmerz annehmen, dem Schmerz Raum geben, ihm Zeit geben. Dieser Schmerz, er wird vergehen. Nicht heute, nicht morgen. Er hat seinen eigenen Weg. Und dieser Weg heißt Hoffnung, Geduld und Zuversicht. Es lohnt sich, ihn zu gehen."

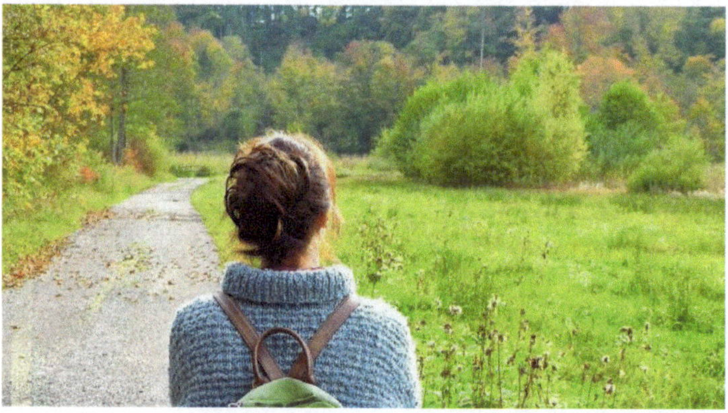

Deine Trauer möchte angenommen werden. Sonst wird sie sich vielleicht irgendwann seelisch und körperlich zeigen. Schicke sie nicht weg, verdränge sie nicht, nimm keine Abkürzung, gehe nicht außen herum. Sie wird so lange zu dir zurückkommen, bis du dich ihrer annimmst. Sag „Ja" zu deiner Trauer, denn sie gehört für eine Weile zu deinem Leben.

Wir alle haben keinen Einfluss auf die Dinge, die uns passieren - und der Verlust des eigenen Kindes wirft uns natürlich erstmal aus der Bahn. Wir stehen unter Schock, fühlen uns ohnmächtig und hilflos. Ich habe eine ganz wichtige Bitte an dich: Verschütte deine Gefühle nicht. Zum einen würden sie dich später mit voller Wucht einholen und zum anderen hilfst du niemandem, sie zu verbergen - weder dir selbst, noch anderen. Du würdest vielleicht auf andere stark wirken und sie bekämen das Gefühl, dass du gefasst bist und gut mit der Situation zurechtkommst. Stärke entwickelt sich jedoch, indem du dem Leben und dir selbst vertraust, ehrlich zu dir selbst bist und zu deinen Bedürfnissen und Gefühlen stehst.

Es hilft nicht nur dir, sondern unserer ganzen Gesellschaft, dich nicht zu verstecken. Sprich darüber und suche dir Unterstützung. Trauere, weine, rede und/oder schreibe darüber, male, schreie ... tu dir selbst was Gutes. Was auch immer dir hilft, dich erleichtert und niemand anderen gefährdet, tu es. Weine jede Träne, die geweint werden möchte, und vor allem: Trauere auf deine ganz eigene Art. Du hast von Geburt an alle Ressourcen in dir mit Trauer umzugehen.

Tu nicht was andere von dir erwarten, aber dir schadet. Du und deine Gefühle sind (jetzt) wichtig. Achte auf dich selbst: Spür immer wieder in dich hinein, was du jetzt brauchst und umgib dich mit Menschen, die deiner Trauer Raum geben und diese auch mit dir tragen und aushalten können.

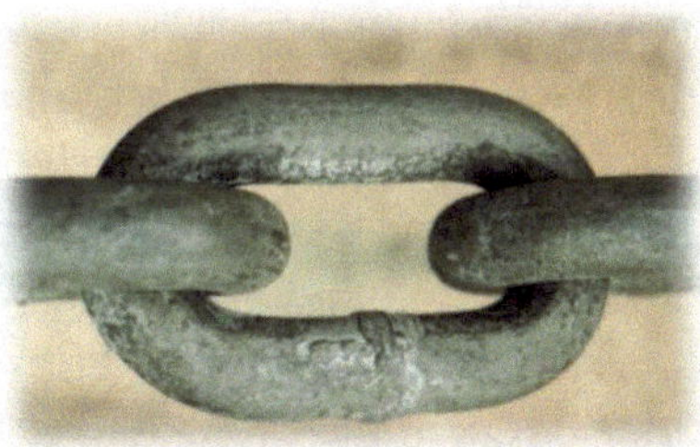

Nach und nach kannst Du entscheiden, wie du auf die Situation reagieren möchtest. Irgendwann darfst du die Entscheidung für dein neues Leben treffen - das Leben danach - mit dem Baby im Herzen. Der Schmerz, der uns begleitet, wird von uns selbst aufrechterhalten, du musst nicht jahrelang leiden. Wir lernen es nur leider nicht von klein auf, all unsere Ressourcen einzusetzen. Genauso wenig lernen wir, unser Gehirn neu zu programmieren, mit Finanzen umzugehen oder zu entscheiden, glücklich zu sein. Zu all diesen Dingen müsste es in meinen Augen dringend Schulfächer geben, aber das ist ein anderes Thema.
Solange müssen wir all das eben selbst lernen und bestenfalls unseren Wissens- und Erfahrungsschatz an unsere Kinder weitergeben. Entdecke deine Eigenverantwortung wieder. Entscheidest du dich, deine Ressourcen (eventuell mit Unterstützung von außerhalb) wieder zu aktivieren und sie bewusst zu nutzen, wird die Trauer leichter. Sie weicht mit der Zeit einem tiefen inneren Frieden mit dir selbst und deinem Baby und macht Platz für eine vollkommene Herzensverbindung in Liebe!

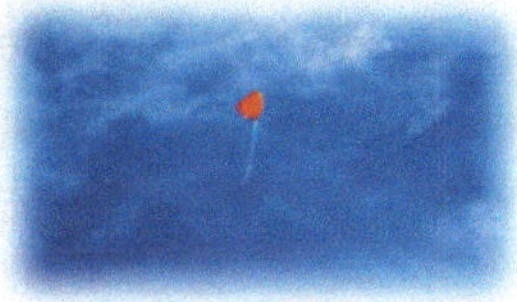

Deine Trauer

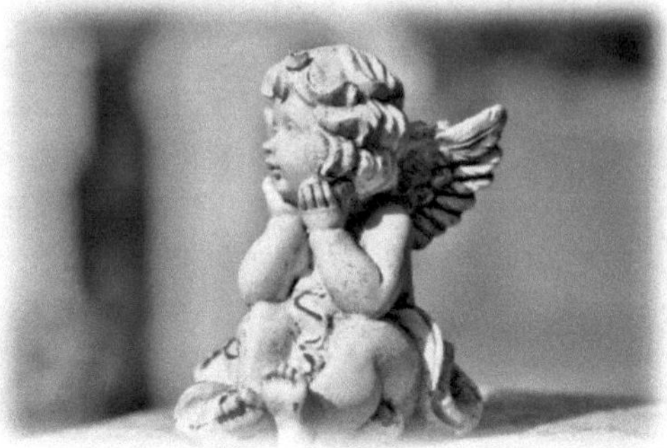

Über Trauerphasen haben schon sehr viele Menschen geschrieben und gesprochen. Ich halte es aus mehreren Gründen für wenig hilfreich, an dieser Stelle ausführlich über Trauerphasen zu schreiben oder Annahmen aufzuführen, wie lange deine Trauer anhalten wird. Meine Erfahrung fasse ich hier einmal kurz für dich zusammen: Erst kommt der Schock, vielleicht die Verdrängung und der Unglaube, dass es wirklich wahr ist. Erst dann kommen Gefühle von Wut, Trauer und Schuld auf sowie die Frage nach dem „Warum?" Diese Phasen passten bei mir bei meinen Fehlgeburten alle in 2 bis 3 Tage! Bei meinem Bruder dauerte allein die erste Phase 3 Wochen. Jeder Tod und jeder trauernde Mensch ist anders.

Oft erwartet dein Umfeld, diese Phase sollte doch nun vorbei sein und als Reaktion darauf machst du zu und überspielst deine echten Gefühle. Lass dies nicht zu, suche dir Menschen, die deine Gefühle mit aushalten und akzeptieren, dass dieser Prozess Zeit benötigt.

Nach dieser Zeit kommt nach meiner Erfahrung die Realität, der Abschied (oft auch gleichzeitig mit der körperlichen Trennung). Darauf folgte bei mir das Gefühl von Endgültigkeit und Leere. Und damit kam nach und nach auch das Loslassen, ich konnte langsam Frieden damit schließen und es wurde von Tag zu Tag leichter.
Jedes Gefühl sollte durchlebt werden und dauert, solange es dauert – so auch deine Trauerzeit. Wenn du das Gefühl hast, dass du darin stecken bleibst, dann solltest du dir Hilfe holen (sieh dir dazu auch das Kapitel „Wenn du in der Trauer stecken bleibst" an). Vielleicht hilft dir hier auch eine Trauergruppe. Das „Stecken bleiben", erkennst du daran, dass deine Gedanken nur noch um deinen Verlust kreisen, du

nicht mehr schläfst und es auch bei längerer Betrachtung mehr rückwärts als aufwärts geht.

Ob sich die Dauer deiner Trauer für dich stimmig anfühlt, ist auch davon abhängig, wie du aufgewachsen bist und welche Ansichten und Glaubenssätze du über die Trauer entwickelt hast. Daraus erwächst eine Vorstellung, wie lange du trauern möchtest. Du hast den Schlüssel in der Hand, du kannst das Kapitel in deinem Leben in Frieden abschließen und es annehmen. Du kannst aber auch jahrelang dagegen ankämpfen und dir immer wieder aufs Neue Fragen stellen, wie: „Warum ich? Warum mein Baby?" Du kannst dein ganzes Leben dafür verteufeln, dass es dir beschissene Aufgaben gibt. Du kannst dich aber auch dafür entscheiden, deine Situation und den Tod nach und nach anzunehmen, loszulassen und kleine Schritte nach vorne zu machen. Das schützt dich nicht davor dennoch zurückzufallen, verzweifelt zu sein und das Gefühl zu haben, nicht mehr weiter zu kommen. Du darfst und musst immer wieder aufs Neue schauen, was du gerade brauchst und was dir helfen würde. Du hast es in der Hand, die Antworten in dir zu finden und dafür zu sorgen, dass du das bekommst, was du benötigst. Das kann Unterstützung von außen sein, ein Besuch bei einer lieben Freundin, ein Tag für dich allein oder etwas ganz anderes.

Für mich ist der wichtigste Schritt Akzeptanz und Annahme, Loslassen und die Trauer zu verwandeln. Denn mit der Zeit verändert sich die Wunde, auch wenn sie vermutlich immer da ist. Aus der Trauer werden Frieden, Stärke und Liebe. Sie darf auch immer wieder zurückkommen und du darfst dich erinnern.

Wie funktioniert diese Veränderung? Sie geschieht vor allem durch eine Entscheidung. Durch deine Entscheidung für dein Leben. Wenn du sagst, „ich lebe mein Leben weiter" wird dir dein verstorbenes Kind zujubeln und voller Freude sein. Wenn Zweifel und Schmerz kommen, darfst du von Neuem entscheiden. Versuche dann einmal, dir dein Gefühl außerhalb deines Körpers vorzustellen, visualisiere es, nimm es in den Arm und halte es, sprich mit ihm und akzeptiere es, bis du eine Erleichterung spürst.

Hab nicht den Wunsch oder die Erwartung, dass es irgendwann wie früher wird, wie vor dem Tod deines Babys oder Kindes. Dieses Leben existiert nicht mehr, es gibt ein Vorher und ein Nachher - und das ist auch gut so! Wir haben nach diesem Verlust andere Gedanken, Ängste und Zweifel und leben auf andere Weise ... bis zum Übergang in unser neues Sein. Es gibt definitiv ein Leben nach dem Verlust des eigenen Babys und Kindes. Gib dir die Erlaubnis und damit die Chance, dich verändern zu dürfen. Dann wird das Leben dir Zeichen und Wunder schicken. Heute denke ich oft daran, dass mein drittes Kind vielleicht nicht hier wäre, wenn das zweite Kind geblieben wäre. Allein dieser Gedanke ist unvorstellbar traurig. Es musste aus irgendeinem Grund so kommen und wir sind im Nachhinein dankbar für diese Erfahrung. Wir sind dankbar für das Leben, für unser Kind und dafür, dass es uns gestärkt hat und noch ein Wunder gefolgt ist.

Alles, was Du aus diesem Leben mitnimmst, ist die Entwicklung Deiner Seele und die Liebe!

Vielleicht musste es nur ganz kurz da sein und konnte dann mit seiner ganzen Energie weiterziehen. Und denkt daran, was sich euer Kind für euch wünschen würde: Mit Sicherheit, dass ihr voller Liebe, Zuversicht, Glück und Mut euer Leben leben sollt.

Wie wir trauern, hängt stark davon ab, was wir gelernt haben. In unserer frühen Kindheit werden wir geprägt, egal ob uns diese Prägungen später dienen oder im Wege stehen. Bis wir 6 - 8 Jahre alt sind, haben wir kein Bewertungssystem. Wir nehmen alles an, was unsere Vorbilder uns vorleben, ohne es zu hinterfragen.

So waren wir vielleicht mit 5 Jahren das erste Mal auf dem Friedhof und sahen all die weinenden Menschen. Vielleicht sahen wir auch jemanden, der nicht weinte und der dafür von seinem Umfeld insgeheim verurteilt wurde. Vielleicht haben wir gefragt, wo unser Opa jetzt ist und jemand sagte uns, dass wir ihn nicht mehr sehen können. Vielleicht wurde uns gesagt, dass wir uns nicht mehr verabschieden dürfen oder können. Dass er tot im Sarg liegt und begraben wird. Vielleicht wurde uns auch einfach nur gesagt, dass er im Himmel ist und auf uns aufpasst. Vielleicht haben wir auch erlebt, dass ein Elternteil gestorben ist, der andere Teil daran fast zerbrach und wir dessen einziger Halt waren. Welche auch immer deine erste Erfahrung mit Trauer war, sie hat dich bewusst oder unbewusst geprägt. Mache dir daher auch bewusst, wie du mit deinen Kindern über den Tod und euer Sternenkind sprichst.

Ich bezweifle, dass viele von uns Vorbilder hatten, die sich verabschiedeten, mit ihren verstorbenen Liebsten in der Gegenwartsform redeten, mit uns über Trauer und Abschied redeten und friedlich mit der Gewissheit weiterlebten, dass die Seele der Verstorbenen und deren Energie nicht sterben. Mit dieser mangelhaften Grundhaltung wurde unsere ganze Gesellschaft geprägt, daher ist es nicht verwunderlich, wie wir alle mit dem Tod und der Trauer umgehen und wie wir darüber denken.

Coachingübung
Vielleicht hast du Lust ein paar Minuten in dich zu gehen und dir zu folgenden Fragen etwas Aufzuschreiben:
Welche Glaubenssätze hast du über Trauern?
Was ist dir in nächster Zeit wichtig, wie sorgst du für Dich?
Was würde sich dein Kind für Dich wünschen?
Was könnte die Aufgabe deines Kindes gewesen sein? Was wollte es Dir zeigen?
Was möchtest du deinen Kindern über euer Sternenkind und den Tod erzählen?

TOD EINES BABYS WÄHREND DER SCHWANGERSCHAFT /BEI DER GEBURT

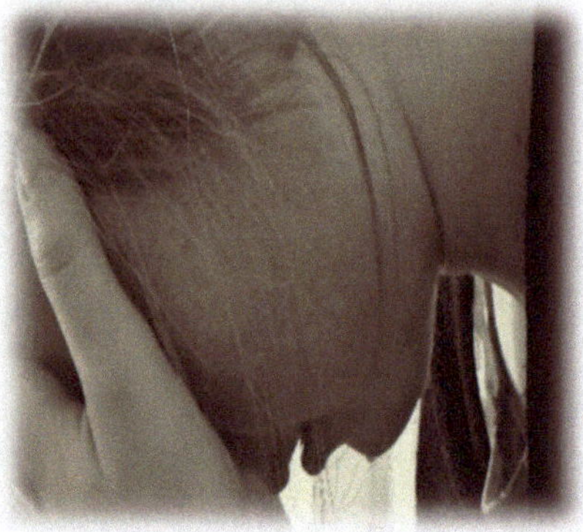

Seit es Menschen gibt, verlieren Frauen von Zeit zu Zeit ihre Babys. Früher noch viel mehr als heute und oftmals starben Frauen bei den Geburten. Bis vor 30 Jahren bekam es kaum jemand mit, wenn eine Frau eine Fehlgeburt hatte. Geschweige denn, dass jemand darüber sprach.

Und natürlich erschien es uns schon immer als ungerecht! Warum durfte dieses Kind nicht leben? Warum durften wir keine gemeinsamen Erinnerungen sammeln und gemeinsam die Welt entdecken?

Heute teilen immer mehr Frauen ihre Geschichte und auch in der Medizin und der Vorsorge hat sich viel verändert. Dennoch wird es immer wieder passieren, denn wir werden niemals die Kontrolle über die Natur haben, die so eine enorme Kraft hat, dass wir Menschen uns oft klein und hilflos fühlen: Die Zeugung, die Schwangerschaft und die Geburt sind so komplex, dass viel schiefgehen kann. Wir haben es letztendlich nicht in der Hand, ob alles gut geht. Was geschehen soll, wird so geschehen. Wir sollten lernen zu dem Lauf und der Macht der Natur „Ja" zu sagen. Wir dürfen auch aufhören zu glauben, dass Ärzte die Welt retten können.

Deshalb vergiss bitte niemals: Es lag nicht an dir. Du wunderbare Mama, die du dieses Buch in den Händen hältst, hast nichts falsch gemacht. Und du hast jedes Recht um dein Baby, deine Träume, deine Hoffnung und eure Zukunft zu trauern. Denn all dies geht zunächst mit dem Tod deines Babys verloren.

Natürlich wollen wir nicht selbst vom Tod betroffen sein. Und vermutlich wollen wir noch weniger jemand Geliebtes durch den Tod verlieren. Der Tod macht den meisten Menschen Angst. Vielleicht, weil wir so wenig darüber wissen, was danach passiert, und wo wir oder der Angehörige hingehen. Wenn nach dem Tod alles vorbei wäre und sich niemand an uns erinnern würde, wäre doch unser ganzes Leben sinnlos und der Tod würde noch beängstigender, oder? Ich glaube nicht, dass das der Plan für uns sein soll. Der Tod gehört zu unserem Leben, so sicher wie das Amen in der Kirche. Ich lade dich ein, achtsamer, sensibler und offener mit ihm umzugehen. Außerdem hat sich die letzten Jahre schon viel getan, mittlerweile gibt es:

- immer mehr Klinikpersonal, das angemessen und sensibel mit diesem Thema umgeht
- Sternenkindfotografen
- Rückbildung für Sternenkindmamas
- Kleidung für kleine Babys
- Trauergruppen
- Trosthelden (trosthelden.de)- hier findest du Trostpartner, die einen ähnlichen Schicksalsschlag erlebt haben
- Abschiedsmöglichkeiten
- Beerdigungsmöglichkeiten
- Trauerbegleitung, psychologische Hilfe, Coaches
- Spezialisierte Hebammen
- Bücher zum Thema
- Berichte von Betroffene
- Online Informationen und Foren
- Vereine, Fachstellen und Verbände
- Musik und Lieder (z.B. von invisible loss- Sara Decker)
- Osteopathie, EMDR, Familienaufstellungen, EFT
- Menschen, die dir helfen die Erinnerungen festzuhalten z.B. Erinnerungsboxen, Kerzen, Schlüsselanhänger,....
- Podcasts, z.B. invisibleloss

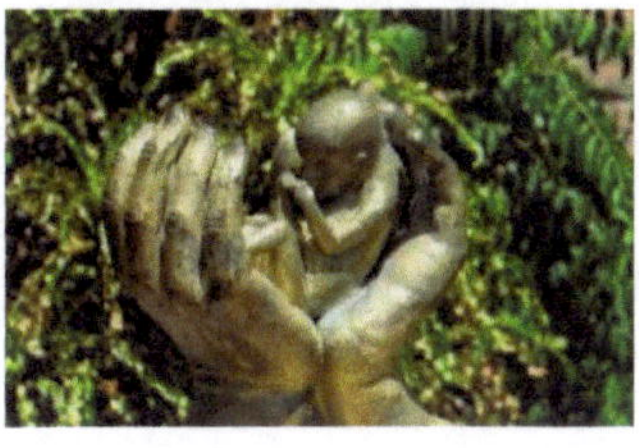

Und dennoch sind wir noch lange nicht am Ziel, noch immer besitzt ein Großteil unserer Mitmenschen nicht das Bewusstsein und die Sensibilität für den Trauerprozess von uns Eltern, die ihr Baby verloren haben. Deshalb gibt es auch immer noch genug Mamas, die nicht darüber sprechen, oder denen bei einem Versuch für ein Gespräch kein Platz eingeräumt wird. Das Gleiche gilt für die Väter: Sie sollen wieder funktionieren, schnell wieder auf der Arbeit erscheinen, stark sein... Auch hier muss noch ein großes Umdenken stattfinden! Da dieses Buch für Sternenmamas geschrieben wurde, gehe ich hier nur am Rande darauf ein (Kapitel „Wie erleben Männer diesen Verlust?“ und „Trauer in der Partnerschaft“).

Das Totschweigen schützt uns nicht. Vielmehr nimmt es uns die größte Chance in unserem Leben: Das Leben zu genießen und jeden Tag sein Bestes zu geben - mit dem Bewusstsein, dass unser Leben ein Ende hat, zumindest dieses Leben hier. Unsere Körper sterben dann, unsere Energie geht nicht verloren. Sie lebt weiter. Vielleicht kann dir diese Sichtweise die Schwere des Todes etwas nehmen.
Meist denken wir erst über das Leben und unsere eigene Vergänglichkeit nach, wenn jemand stirbt oder dem Tod nahe ist. Wir nutzen die verbliebene Zeit mit demjenigen und alle Nichtigkeiten und kleine Streitereien sind vergessen. Denn dann können wir aus der Situation lernen, das Leben zu schätzen, unsere Eltern dafür zu achten, dass sie uns das Leben geschenkt haben und dankbar und mutig durchs Leben gehen. Behalte diese Sichtweise bei und erinnere dich immer wieder daran.

Vermutlich waren wir alle bereits mit dem Tod älterer Menschen konfrontiert. Die Person wird schmerzlich vermisst und es tut weh. Mit der Zeit wird es leichter. Dieser Lauf des Lebens ist nicht mit dem Schicksalsschlag zu vergleichen, den wir erleben, wenn wir jemand verlieren, der noch sehr jung war. Am allerschlimmsten ist es ganz sicher, sein eigenes Kind zu verlieren. Es ist für uns unfassbar, wenn die Natur sich nicht an die „normalen Spielregeln“ hält. Manchmal sehr junge Menschen, Kinder oder sogar unsere Babys in oder nach der Schwangerschaft. Dann verstehen wir die Welt nicht mehr. Natürlich nicht! Das ist nicht der beobachtbare Lauf des Lebens.

Unsere vielleicht zuvor heile Welt gerät ins Wanken, wir hadern mit dem Leben, vielleicht mit unserem Glauben... .

Ich erzähle dir, wie es mir erging. Als mein Bruder mit 19 Jahren verunglückte, habe ich mir eine Zeit lang die Frage nach dem „Warum?“ und die Frage, „wenn es Gott gibt, warum hat er ihn nicht beschützt?“ gestellt. Ich habe mir mit der Zeit eigene Antworten darauf gegeben. Ein halbes Jahr bevor mein Bruder starb, hatte er einen Autounfall. Sein Auto wurde von einem Lastwagen mitgeschleppt und hatte einen Totalschaden. Mein Bruder war wie durch ein Wunder unverletzt, aber er sprach mit niemandem über seinen Unfall. Er verschloss sich in seinem Zimmer. Vermutlich wusste er wie knapp das war und wie groß sein Glück war, noch am Leben zu sein. Nur ein paar Wochen später, passierte dann das Unglück, dass er nicht überlebte. Ich denke, Gott wollte ihn einfach bei sich haben. Ein weiterer Gedanke ist der, dass er seine Lebensaufgabe schon erfüllt hat: Mein Bruder hat mit seinen 19 Jahren seine Erfahrung, die er in diesem Leben machen musste, vermutlich schon erlebt. Seine Energie darf schon weiterziehen. Viele Menschen brauchen dafür vielleicht 80 Jahre. Unsere Sternenkinder und verstorbenen größeren Kinder, Geschwister usw. waren so viel schneller als wir. Wir können stolz auf sie sein.

Damals, nach diesem Unfall, saß uns allen der Schock im Nacken. Uns war klar, dass ihm mit seinem Überleben das Leben nochmal geschenkt wurde und wir waren unendlich dankbar dafür. Keiner rechnete damit, dass es beim nächsten Mal wirklich das Ende sein würde. Nicht das Ende seiner Existenz, nicht das Ende unserer Liebe ... nur das Ende seiner körperlichen Hülle auf dieser Erde. Wir alle blieben mit einem unfassbar riesigen Schmerz zurück. Mit einem Schlag veränderte sich das Leben meiner Eltern, seiner Partnerin, seiner Freunde, mein Leben und das meines Partners. Einen Tag vorher zog ich mithilfe meiner Eltern zu meinem Kraftort um und ich fühlte Glück und Freude. Als der Anruf kam, packte ich gerade die Umzugskisten aus. Mit einem Schlag war nichts mehr, wie es war. Und es würde auch nicht mehr so werden. Wie auch, wenn jemand fehlt. Es kann ja gar nicht mehr so sein, wie mit demjenigen, der so sehr fehlt und das soll es auch gar nicht.

Doch die Frage nach dem „Warum?“ habe ich immer, wenn ich einen Menschen verloren habe, versucht hinter mir zu lassen. Wenn wir ehrlich zu uns sind, wird uns klar, dass wir eine Antwort suchen, die wir nie bekommen werden. Diese Suche bringt uns einfach nicht weiter. Ich bin überzeugt, die kostbaren Seelen der Verstorbenen liegen nicht unter der Erde. Dort können wir um ihre Hüllen trauern. Ich schaue immer zum Himmel, wenn ich an sie denke. Ob sie wirklich im Himmel wohnen? Ich glaube nicht. Ich glaube, dass ihre Energie überall ist, überall wo auch wir sind. Wenn jemand stirbt, stirbt sein Körper und damit auch sein Verstand. Was übrig bleibt, ist eine Welt ohne permanentes Zerdenken, ohne Bewertung - und was bleibt, wenn alle Bewertungen aus dieser Welt verschwinden? Pure bedingungslose Liebe. So schön, dass wir es uns nicht annähernd vorstellen können. Doch wenn man sich mal mit Nahtoderfahrungen beschäftigt, wird deutlich, wie schön es in dieser bewertungsfreien Energie sein muss.

Manche Babys wollen einfach ein paar Wochen deine Liebe spüren, um zu inkarnieren. Vielleicht war auch die Energie des Babys zu hoch - eine kleine Kriegernatur stärkt eine hochsensible Mama somit für etwas Größeres, schafft ihr Raum.

SCHULD

Viele Frauen denken, sie tragen Mitschuld am Verlust ihres Babys, vielleicht könne es am Stress gelegen haben oder weil sie zu schwere Dinge getragen haben. Diese Vorwürfe müssen hier aus dem Weg geräumt werden. In den allermeisten Fällen sind genetische Ursachen, Fehlbildungen oder Krankheiten die Ursache und das Baby war einfach nicht lebensfähig. Und in manchen Fällen gibt es einfach keine Erklärung. Deshalb mache dir bewusst, dass uns meist keinerlei Schuld trifft – die Schuldfrage ist unser eigenes Konstrukt.

Coachingübung

Du findest keine Ruhe und Stabilität im Außen, du findest sie nur in Dir. Deshalb spüre öfter mal ganz bewusst in Dich hinein. Hast Du schon mal meditiert? Wenn nicht, probiere es einfach aus.
Ich kann dir geführte Meditationen allgemein von Veit Lindau und Laura Seiler empfehlen.
Die folgende geführte Meditation kannst Du dir z.B. von deinem Partner oder deiner besten Freundin vorlesen lassen, oder Du nimmst sie dir ganz einfach selbst auf und spielst Dir die Aufnahme vor.

„Schließe deine Augen, atme sanft ein und konzentriere dich auf deinen Atem und werde langsam ruhiger. Spüre tief in Dich hinein und lass alles kommen, was kommen möchte. Manchmal kommt erst mal nichts, manchmal spürst du dich schneller.
Verdichte das, was da hochkommt, als Kugel. Sieh sie vor deinen geschlossenen Augen, nimm sie in die Hand und schau sie dir genau an. Was siehst du, welche Gefühle sind da? Nimm dir Zeit alles anzuschauen - vielleicht ist da Trauer, Schmerz, Schuld, Vorwürfe ...

Sag jedem Gefühl, dass es da sein darf, und dass es jeden Tag ein bisschen leichter werden darf. Wende dich jedem Gefühl in der Visualisierung zu.

Dann sage dir laut oder leise für dich selbst: Ich lasse jedes Gefühl zu. Ich weine jede Träne, die geweint werden möchte. Mein Schmerz wird jeden Tag etwas leichter, bis nur noch die Liebe bleibt. Die Energie und die Verbindung zu meinem Kind bleiben für immer. Danke. Danke, für die Spuren, die dieses Kind hinterlassen hat. Ich nehme diese Situation an und wachse mit dieser Aufgabe.

Sieh dein Kind vor deinen geschlossenen Augen und nimm es nochmal in deine Arme. Stelle dir genau vor, wo es ist. Was macht es? Hat es noch eine Botschaft für dich? Sprich noch einmal mit deinem Kind und lasse es dann weiterziehen."

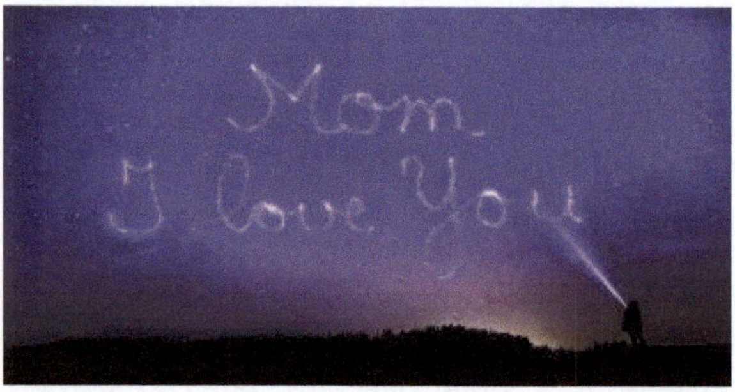

Fehlgeburt

„Es tut mir leid, aber ich kann leider keinen Herzschlag mehr finden." So oder so ähnlich lautet der Satz, den du wahrscheinlich gehört hast, wenn du das hier liest. Von einer Minute auf die andere fällst du aus dem Traum in den Albtraum, aus der Freude in den Schmerz. Natürlich ist das für jemanden, der keine Fehlgeburt erlebt hat, kaum nachvollziehbar. Auf eine Fehlgeburt folgen meistens schmerzhafte Gefühle der Fassungslosigkeit, tiefe Traurigkeit, Angst, vielleicht Wut und Schuld. Dazu kommen Zweifel am Leben, an Gott und die Frage nach dem Warum entsteht. Eine nicht unwichtige Rolle spielt dabei auch der Weg, den Du bis zu Deinem Wunschkind zurückgelegt hast und die damit verbundene Dankbarkeit und Hoffnung, als es endlich geklappt hatte! Einige haben Kinderwunschbehandlungen hinter sich, andere haben schon mehrere Fehlgeburten erlebt oder innerlich den Traum einer Familie schon fast aufgegeben. All das ist für das eigene Umfeld im Moment der Trauer oft nicht sichtbar. Wir Sternenmamas mit der gleichen Erfahrung kennen alle diesen Moment. Keiner von uns ist allein, wir sind alle miteinander verbunden und können einander stärken und Halt geben.

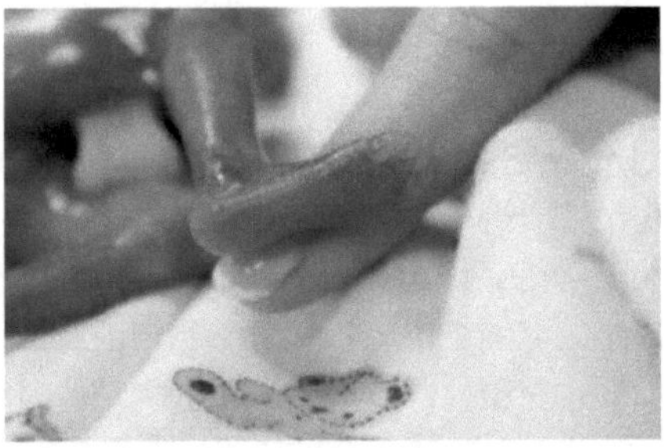

Bis zu einem Geburtsgewicht von 500g reden wir von einer Fehlgeburt. Dieses Gewicht hat das Baby meistens ungefähr in der 23. Schwangerschaftswoche. Fehlgeburten können nochmal in frühe oder späte unterteilt werden, außerdem gibt es noch für sich stehende Formen, z.B. eine Missed Abortion (verhaltener Abort, ohne körperliche Anzeichen, den Frauen oft nicht bemerken)

Den Grund für eine frühe Fehlgeburt erfahren wir nur selten. Wenn es bereits mehrere Fehlgeburten gab, kann der Grund anschließend untersucht werden. Die ersten drei Monate einer Schwangerschaft sind die Anpassungszeit und daher besonders wichtig. Natürlich gibt es außer den Anpassungsschwierigkeiten oder Fehlentwicklungen noch weitere mögliche Ursachen wie Infektionen, Bestrahlungen, schädliche Umwelteinflüsse, Probleme der Gebärmutter, eine Eileiterschwangerschaft oder auch psychische Gründe.

Grundsätzlich: Wenn du dir einfach mal vorstellst, was sich bei einem Kind in der Schwangerschaft alles entwickelt - die Organe, die Sinne, die Beine, Hände, Finger usw. -, ist dieser Prozess einfach unglaublich. Und das alles passiert, wenn zum richtigen Zeitpunkt eine Eizelle und ein Spermium aufeinandertreffen, sich diese Eizelle dann noch richtig einnistet und wirklich alles passt. Dieses Wunder ist für mich das Allergrößte auf dieser Erde!

Manche Fehlgeburten geschehen komplett ohne die Kenntnis, dass wir schwanger sind. Daher ist es schwierig, die tatsächliche Häufigkeit von Fehlgeburten festzustellen. Nachdem eine Schwangerschaft bestätigt wurde, kommt es bei 10 - 20% zu einer Fehlgeburt. Dann wird entweder eine Ausschabung vorgenommen oder das Baby wird auf normalem Wege zur Welt gebracht. Zu wissen, dass es diese Möglichkeit eines natürlichen Abgangs oftmals gibt, ist in meinen Augen sehr wichtig. Denn du hast dann die Chance darauf zu vertrauen, dass die Natur vollendet, was sie entschieden hat.

Egal, wann du dein Kind verlierst: Mama und Kind sind schon früh verbunden und mit der Zeugung verbringt die Natur eine Meisterleistung. Von dem Moment an, an dem du weißt, dass euer Baby in dir wächst, steigt die Vorfreude. Wenn man noch gar nicht mit dem Thema Fehlgeburt konfrontiert war, auch nicht im Umfeld, setzt man sich meist gar nicht mit den möglichen Komplikationen und damit, dass in der Schwangerschaft auch etwas schiefgehen könnte, auseinander. Grundsätzlich wird der Verlust mit fortgeschrittener Schwangerschaft immer schmerzhafter, aber es gibt noch andere Formen von Schmerz, die wir nicht vergessen dürfen. Zum Beispiel warten Freunde von mir schon 5 Jahre auf ein Baby und haben diverse Kinderwunschbehandlungen hinter sich - haben sie dann einen positiven Schwangerschaftstest in der Hand, werden das Glücksgefühl und die Freude sofort unfassbar riesig. Natürlich ist es eine Katastrophe, wenn sie eine Fehlgeburt erleben. Urteile und

Bewertungen von außen sind hier immer völlig fehl am Platz – denn wir kennen nie die Geschichte hinter dem Schmerz.

Lass die Menschen reden und schicke ihnen Liebe und Mitgefühl anstelle von Wut - alles wird zu dir zurückkommen!

Vielleicht sollten wir uns auch darüber bewusster werden, dass immer etwas passieren kann - von der Zeugung bis zur Geburt und auch darüber hinaus. Immerhin endet jede dritte Schwangerschaft in einer Fehlgeburt. Eine Ärztin, die mir ihre Geschichte geschickt hat (siehe „Meine Fehlgeburten aus der Sicht einer Mama und Ärztin" im zweiten Teil des Buches) erzählt zum Beispiel, dass Ärztinnen sich zwar auch über eine Schwangerschaft freuen, aber nicht so unbefangen und leichtgläubig an die Situation herangehen, wie wir Menschen ohne medizinischen Background. Dennoch: Lasst euch nicht so sehr in diese Ängste ziehen, dass ihr keine Vorfreude empfindet! Natürlich soll uns dieses Bewusstsein helfen und uns dankbarer machen, wenn alles gut geht. Ich hatte während der Schwangerschaft mit meinem ersten Kind nur Angst vor der Geburt. und es war wunderschön so. Bei meinem dritten Kind, meinem Baby nach der Fehlgeburt, brauchte ich lange bis ich wirklich loslassen und genießen konnte, zum Glück hatte ich ab da immerhin noch 5 Monate! Bei meiner 5. Schwangerschaft dauert es immer noch an, zumal es mir körperlich nicht gut geht und aktuell noch an dem Buch arbeite, trotzdem oder gerade deshalb fokussiere ich mich auf das Positive und denke positiv und spreche mit einem Menschen darüber, der mich verstehen kann. Das finde ich auch sehr hilfreich, es gibt aber nur wenige Menschen mit denen das möglich ist. Es gibt auch Menschen, die denken, dass es wichtig ist, dass wir nach zwei Jungen ein Mädchen bekommen. Das macht einen natürlich fassungslos und man kann wütend werden, man kann sich aber auch bewusst machen, dass man selber schon viel weiter ist und das Leben verstanden hat und voller Dankbarkeit und neuem Vertrauen weitergehen kann. Hierzu fällt mir auch der Titel einer Sternenmama für ihre Geschichte ein: „Ohne Dunkelheit kann man keine Sterne sehen!" Das beschreibt es so passend. Daher lass uns dankbar sein, dass WIR die Sterne sehen können!

Ich denke, dass selten etwas ohne Grund passiert. Vielleicht wäre dein Baby schwerbehindert gewesen, wie bei mir. Vielleicht hat sein Tod

ihm und uns viel Leid erspart und die Natur hat das mit gutem Willen für uns alle geregelt. Das ist meine Erklärung für den Tod meines Sternenkindes. Manchmal sind Infektionen daran Schuld, genetische Schäden, eine Plazentastörung oder Nabelschnurkomplikationen. Selten werden die medizinischen Gründe tatsächlich geklärt. Hinter den Zahlen und medizinischen Fakten verborgen, bleibt meist der große Schmerz für euch als Eltern. Oft kann man sich so eine Erklärung geben, auch wenn sie medizinisch nicht bestätigt wurde.
Es gibt auch einige abstraktere Theorien – wenn sie Dir helfen, nutze sie für Dich! Zum Beispiel, dass sich das Kind ca. ein Jahr, bevor es zu Dir kam, Dich und Deine Familie ausgesucht hat, und du dich deshalb schon sehr früh mit etwas verbunden fühlst, was für andere noch gar nicht existiert. Ich wusste ab meiner dritten Schwangerschaft z.B. schon direkt nach dem Geschlechtsverkehr, dass aus diesem ein Kind entsteht. Meine Intuition, meine Verbindung zu meinem Körper und mein Bewuwsstsein, meine Stärke sind nochmal wahnsinnig gewachsen in diesen Jahren der Kinderplanung.

Es kann auch sein, dass deine Schwingungen und die deines Kindes nicht zusammen passen - vielleicht bist du hochsensibel und dein Kind ein kleiner Krieger oder eine kleine Kriegerin. So macht es dich stark und bereitet dich unbewusst auf dein nächstes Kind vor, das meist ein ähnlicher Kämpfer und Draufgänger ist. Bei mir passt das zum Beispiel sehr gut.

Coachingübung:
Male oder schreibe etwas über deine Gefühlswelt und lasse Dich von der Frage leiten: Wie sieht es gerade in dir aus?
Und schreibe einen Brief an Dich selbst. Greife z.B. folgende Fragen dazu auf: Wo nimmst du deine Stärke her? Wie bist Du bisher mit schwierigen Erlebnissen umgegangen? Was bräuchtest du momentan und für dieses Erlebnis? Was liebst du an dir selbst? Was möchtest du gerne loslassen? Was wünscht du dir? Was bräuchte es, damit du wieder richtig leben kannst?

Totgeburt

Viele denken, nach den ersten drei Monaten der Schwangerschaft stirbt kein Kind mehr. Das stimmt leider nicht!

Stirbt ein Baby während der Schwangerschaft oder während der Geburt und wiegt über 500g, also ca. ab der 24. Schwangerschaftswoche, sprechen wir von einer Totgeburt.

Davon betroffen sind jährlich etwa 3000 Kinder.
Manchmal hat man eine Vorahnung oder Anzeichen, dass etwas nicht stimmt. In anderen Fällen kommt die Gewissheit völlig unerwartet. Für euch als Paar ist dies eins der schlimmsten Szenarien, die euch passieren können. Es ist ein wahnsinniger Schock. Vorfreude, Träume, die gefühlte Liebe und Verbindung, das alles platzt von einer Minute auf die andere.

Mit dem Bauch wuchs auch die Vorfreude auf das eigene Kind. Je weiter die Schwangerschaft voranschritt, umso weniger kommt der Gedanke hoch, dass noch etwas schiefgehen könnte. Monatelange Vorfreude, das Baby auf dem Monitor beobachten, die ganze Familie freut sich, die Vorstellung davon wächst, wie es zu dritt / viert / fünft,... wird.

Was für eine bizarre Situation, dann die Aufgabe zu haben, sein totes Baby oder das Baby, von dem man weiß, dass es sterben wird, normal auf die Welt zu bringen. Eine wahnsinnig schwere Aufgabe, verbunden mit der Frage, warum wir die Schmerzen aushalten sollen, wenn wir dafür dann ein totes Baby im Arm halten. Doch die Geburt ist ein wichtiger Teil des Abschiednehmens und kann von großer Bedeutung für den eigenen Prozess sein. Der Abschied wird durch sie so viel stärker und bewusster erlebt als bei einem Kaiserschnitt. Vielleicht hilft dir dieser Gedanke. Viele Mamas berichten, dass die natürliche Geburt für sie wichtig war und auch, dass sie sich trotzdem freuten ihr Kind im Arm zu halten.

Dann hältst du dein Baby im Arm, die Realität holt dich ein, es atmet wirklich nicht. Das Baby wird gewogen, Fußabdrücke gemacht, angezogen - wie ein lebendes Kind. Dein Verstand begreift langsam, dein Herz mag noch nicht. Nimm es in den Arm, sieh es dir an, berühre und streichle es, rede mit deinem Kind und nimm dir genügend Zeit für den Abschied. Da es so wenig Zeit gibt, Erinnerungen zu schaffen, nimm die Möglichkeit in Anspruch, Fotos zu machen. Ich denke, Fotos zu machen, ist das Hilfreichste überhaupt. Es sind die Einzigen, die du jemals von deinem Sternenkind machen kannst. Nutze die Chance. Auch, wenn du sie dir vielleicht ganz lange gar nicht anschauen magst, weißt du einfach, dass du sie hast. Du wirst jederzeit die Möglichkeit haben, sie anzuschauen.

Schau auch mal im Kapitel „Erinnerungen schaffen", welche Möglichkeiten du noch hast. Eine ganz tolle Initiative sind die Sternenkindfotografen von www.https://dein-sternenkind.eu. Sie sind deutschlandweit im Einsatz und reisen an, wenn wir sie brauchen. Einige Sternenmamas berichten auch hier im Buch davon und auf der Homepage von http://dein-sternenkind.eu/, wie wertvoll diese Arbeit und die Fotos für sie sind.

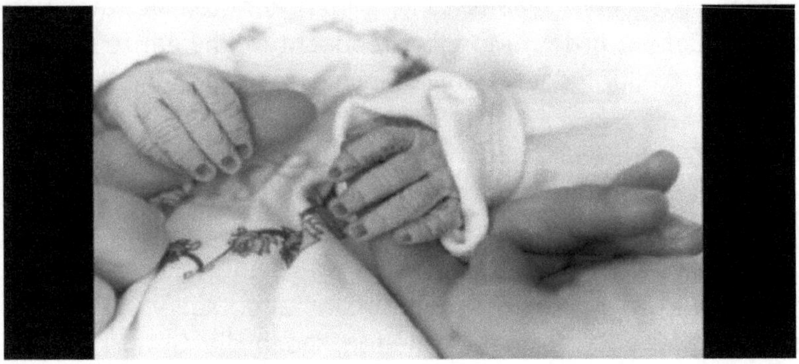

Bild: Christina Thurn
Fotograf von „Dein Sternenkind"

Dieses Kind ist ein fester Bestandteil deiner Familie, auch wenn es nicht lebt. Und dann kommt der endgültige Abschied, wenn du dein Kind im Krankenhaus zurücklassen musst.
Warum musste dein kleines Kind sterben, es sieht doch so perfekt aus? Es ist kaum auszuhalten. Es gibt keine Antwort darauf.

Hier ist die Unterstützung von einer Hebamme oder einer Trauerbegleitung/einem Trostpartner sicher sehr hilfreich. Ihr seid in dieser Zeit nicht alleine! Es ist so viel Trost, wenn jemand da ist, der deinen Schmerz mit dir aushält.
Einige Freunde zeigen vielleicht Mitgefühl, hören einmal zu, sind vielleicht am Anfang da. Aber dann ist dein verstorbenes Kind für viele Freunde oft kein Thema mehr. Vielleicht bilden sich aber neue Freundschaften, Freunde die vielleicht ein ähnliches Schicksal teilen.

Bei einer Totgeburt ab 500g gibt es in Deutschland eine Bestattungspflicht. Eine Beerdigung kann nochmal eine gute Möglichkeit sein, Abschied zu nehmen und vielleicht ist es hilfreich für euch.
In diesem Fall hast du ein Recht auf Mutterschutz, Familienbeihilfe und eine Nachsorgehebamme. Informiere dich dazu im Krankenhaus, bei der Hebamme oder Krankenkasse.

Für einen Augenblick
blieb die Erde stehen
und ein sanfter Sonnenstrahl
tastete sich behutsam durch die Wolken.
Er war klein und leuchtete
sehr hell in das Leben derer,
die ihn trafen.
Wir ahnten nicht,
dass er keine Chance
bekommen würde,
noch heller zu werden.
Kleiner Sonnenstrahl,
wir können es nicht begreifen,
dass Du nicht mehr bei uns bist,
und vermutlich werden wir es
nie verstehen.
Wir haben tausend Fragen,
auf die es keine Antwort gibt.
Eines aber möchten wir Dir sagen:
Danke, dass Du bei uns warst.
Es war ein wunderschöner Augenblick,
und Dein Licht wird immer in uns
weiterleuchten.
Verfasser unbekannt[1]

---

[1] Gedichte & Texte - Initiative Regenbogen "Glücklose Schwangerschaft" (initiative-regenbogen.de)

Schwangerschaftsabbruch

Auch das Thema Schwangerschaftsabbruch soll hier seinen Platz finden, denn betroffene Mamas und Eltern haben wie alle anderen ihr Kind verloren und trauern um dieses. Eins meiner ersten Coachinggespräche führte ich mit jemandem, der einen Abbruch erlebt hatte. Ich setzte mich zum ersten Mal intensiv damit auseinander und uns wurde sehr schnell klar, dass sich Menschen, die einen Abbruch nicht selbst erlebt haben, recht schnell ein Urteil bilden, wie sie wohl in der Situation entschieden hätten. Auch diese Sternenmama erzählte mir, dass sie zuvor in ihrem Umfeld mit diesem Thema konfrontiert war und zuhause zu ihrem Mann sagte, dass sie dieses Kind trotz festgestellter Behinderung auf jeden Fall bekommen hätte. Doch als sie nun selbst in dieser Lage war, entschied sie sich gegen das Kind und für den Abbruch. Sie konnte ihre Geschichte aufgrund der Schuldgefühle am Ende doch nicht veröffentlichen, trotz Anonymität. Damit will ich für Angehörige und alle Menschen verdeutlichen: Urteilt nicht über andere, wenn ihr selbst nicht betroffen seid. Betroffene müssen im Anschluss mit ihrer Entscheidung leben und genau das ist besonders schwer. Deshalb macht es Ihnen bitte nicht zusätzlich schwer. Bei einer Abtreibung kommt außerdem dazu, dass es ein noch größeres Tabuthema ist, als eine Fehlgeburt oder der Tod an sich. Die Menschen reden kaum darüber und gehen schnell weiter durch ihr vermeintlich altes Leben. Doch das gibt es nicht mehr und über die Zeit holen die Gefühle sie ein. Diese äußern sich dann auch z.B. über Symptome auf körperlicher Ebene, die zunächst gar nicht in Zusammenhang gebracht werden.

Wenn du betroffen bist, war der Abbruch für Dich vielleicht zunächst befreiend und du dachtest daran, dein altes Leben zurück zu bekommen. Eventuell bist du an dem Punkt, an dem du bereits siehst: Dem wird nicht so sein. Denn mit einer Abtreibung entscheidest Du Dich dich gegen das gemeinsam gezeugte Baby und verlierst einen Teil von dir und deinem Partner. Darauf folgt Trauer und oft entstehen auch tiefe Schuldgefühle. Die Trauer ist meist vermischt mit Schuldgefühlen und Zerrissenheit, ob die Entscheidung richtig gewesen ist. Du fragst Dich, wie Dein oder Euer Leben verlaufen wäre, hättest Du Dich für das Kind entschieden. Manche Betroffene finden ohne Unterstützung nie wieder in ihre Lebensfreude. Für diese Menschen kann die Begleitung des Trauerprozesses und der Gefühlsverarbeitung von entscheidender Bedeutung sein. Auch für ein betroffenes Paar kann ein Coaching einen riesigen Unterschied machen, denn ein Abbruch bringt oft auch partnerschaftliche Probleme mit sich. Noch immer gibt es auch viele Frauen, die diese Entscheidung allein treffen müssen.

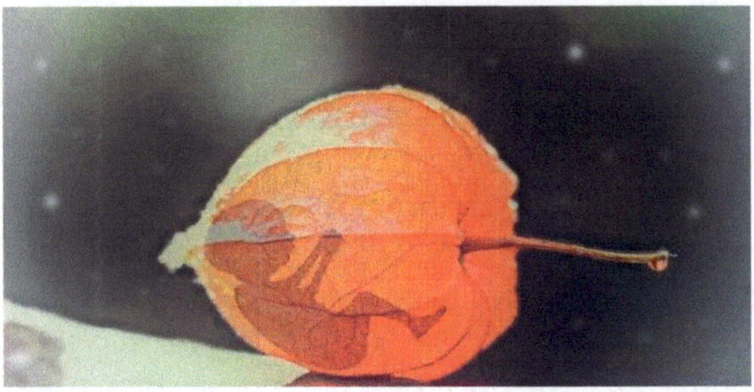

Es ist so wichtig, dass diese Kinder einen Platz in dem Herzen ihrer Eltern und auch im Familiensystem bekommen. Wenn diese Kinder verschwiegen werden, kann das gravierende Folgen für die weiteren Kinder haben.

„Frauen, die abgetrieben haben, brauchen dringend Vergebung." Mutter Teresa[2]

Coachingübung

Diese Übung kannst du alleine oder mit deinem Partner machen, um dem verlorenen Kind einen Platz einzuräumen und dir/euch zu vergeben. Zünde eine Kerze an und denke an dein Kind. Sprich es mit seinem Namen an und bedanke dich entweder gedanklich oder laut bei ihm, dass es da war. Sage ihm, dass es einen Platz in deinem Herzen und in der Familie hat. Fühle in eure Verbindung und Liebe hinein, nimm dir dafür Zeit. Erlöse dich selbst von der Schuld, die auf dir lastet. Denn niemand anders kann dir vergeben, als du selbst.

---

[2] www.zitate.eu/autor/hl-mutter-teresa-zitate/81422

Tod eines Zwillings/ Kindes von Mehrlingsschwangerschaften

In 30-60% aller Schwangerschaften geht ein Zwilling schon nach ca. zwei Wochen wieder und wir wissen gar nicht davon. Das bedeutet, dass viele von uns einen Zwilling verloren haben, ohne es zu wissen. Heute entdeckt man den verlorenen Zwilling meistens, früher blieb er jedoch unentdeckt oder wurde verschwiegen. Das ist u.a. schädlich für das Familiensystem, denn für die gesamte Familie ist es wichtig zu wissen, wer dazugehört und in welcher Reihenfolge. Niemand sollte verschwiegen werden. Wie schon zuvor beschrieben, kommt eine Seele auf die Welt, um ihre Erfahrung machen oder abschließen zu können. Diese kleine Seele brauchte dafür nur wenige Wochen und geht deshalb wieder weiter. Medizinische Ursachen sind u.a. die gleichen, wie die einer Fehlgeburt, die bei Zwillingen häufiger vorkommt. Es kommt auch vor, dass das Gewebe der Zwillinge miteinander verwachsen ist.

Es gibt aber auch Schwangerschaften, in denen ein Zwilling stirbt, nachdem du schon beide Herzen schlagen gesehen hast. Kurzzeitig warst du vermutlich überrascht und evtl. geschockt darüber. Doch dann: Wie schön, da schlagen zwei Herzen in meinem Bauch! Doch kurze Zeit - vielleicht auch ein paar Monate - später verlierst du einen von beiden Zwillingen.

Liebe Betroffene, was für eine Achterbahn der Gefühle musst du gerade durchleben?! Die Freude über ein gesundes Kind, das größte Wunder, das es gibt, wie du schmerzlich erfahren hast. Vielleicht hast du beide Kinder gleichzeitig zur Welt gebracht, eins tot und eins lebt. Da ist die Freunde über ein gesundes Kind und gleichzeig tiefe Trauer über das verlorene Baby. Ein Wunder lebt, eins hast du verloren. Mit einem Kind wirst du die Welt entdecken, das andere fehlt. Du stehst vor einer Riesenaufgabe.

Zunächst: Jedes Gefühl in dir ist okay. Es wird vermutlich alles dabei sein, von Glück bis zur tiefen Traurigkeit. Ich wünsche dir ein sensibles

Umfeld, ein paar Menschen, die sich einfühlen und diese Gefühlsmischung verstehen können. Diese Situation ist für dich, deinen Partner, deine Familie und auch für den überlebenden Zwilling eine schwierige Herausforderung. Dein Kind sollte auf jeden Fall von seinem verlorenen Zwilling erfahren.

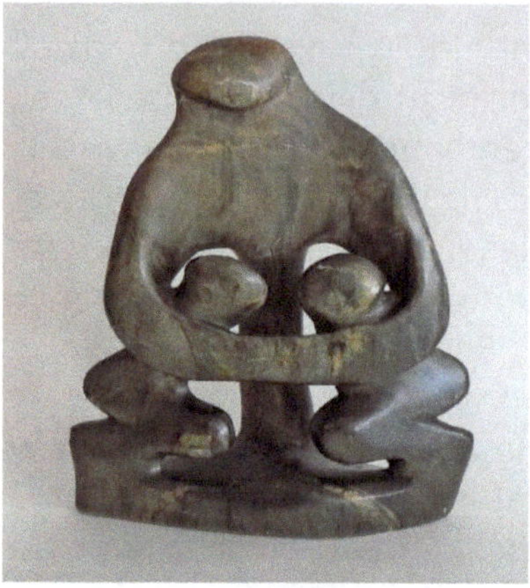

Selbst dann, wenn wir bewusst gar nicht vom anderen wissen, ist die Bindung zwischen Zwillingen enorm stark. Aufgrund der (unbewussten) Erinnerung suchen diese Kinder ihr ganzes Leben nach dieser Verbindung, die von niemandem ersetzt werden kann. Die Sehnsucht, das „alleine fühlen" begleitet viele durch ihr Leben. Die Lösung liegt darin, sich den Zusammenhang bewusst zu machen und nicht (mehr) nach einem Ersatz zu suchen. Kein Partner kann diese Last tragen. Es kann auch sein, dass dein überlebendes Zwillingskind die Vision oder einige Züge des anderen Zwillings in sich trägt und sich dadurch zerrissen fühlt. Irgendwann kann es lernen, dies zu unterscheiden. Überlebende Zwillinge sind auch oft Menschen, die andere retten und schützen wollen. Das wird sein Leben leichter und glücklicher machen. Sich etwas bewusst zu machen, ist oft der erste entscheidende Schritt, um eine Veränderung zur Zufriedenheit herbeizuführen. Sicher ist, dass sich etwas davon durch das Leben eines überlebenden Zwillings ziehen kann. Und daher ist es wichtig, dass er von seinem Zwilling erfährt, um einen schändlichen Kreislauf zu unterbrechen.

Wenn du das Gefühl hast, dass du selbst alleingeborener Zwilling zu sein oder Geschwister zu haben, von denen du nichts weißt kann ich dir Leonie Malinowski ans Herz legen. Sie stellt viele Themen in Familienaufstellungen auf. Dort wurde auch mir bewusst, wie wichtig alle Kinder im Familiensystem sind und was dies auslösen kann, wenn wir dies nicht berücksichtigen.

EIN KIND STIRBT NACH DER GEBURT

„Den eigenen Tod stirbt man nur, den Tod der anderen muss man leben." Mascha Kekos

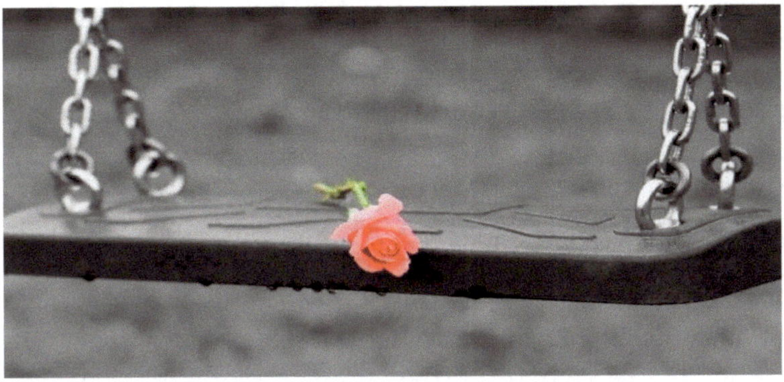

Wenn du das hier liest und dein Baby verloren hast, möchte ich dir hiermit mein tiefstes Mitgefühl aussprechen. Es muss so unfassbar schwer sein, sein neugeborenes Kind tot auf die Welt zu bringen und ohne sein Baby leben zu müssen. Du hattest dich schon so gefreut, schon das Kinderzimmer eingerichtet und die ganze Familie wartet auf Baby News – doch deine heile Welt bricht von einer Minute auf die andere einfach zusammen. Du weißt gar nicht, wie du es allen sagen sollst, und nichts ist, wie es mal war. Du fühlst dich, als stündest du vor den Scherben deines Lebens. Du fragst dich, wieso dir das passiert ist und warum dein Kind nicht leben darf. Doch die Frage nach dem „Warum?" wird dich nur quälen aber nicht weiterbringen. Das Leben hat seine eigenen Regeln, die manchmal unsere Pläne und Wünsche durchkreuzen. Wir können nur lernen zu akzeptieren, welche Aufgaben uns das Leben stellt, und beginnen, aktiv mit ihnen umzugehen. Wir können uns in Demut und Akzeptanz üben, Perspektiven wechseln und schauen, wie uns das Erlebte nach einiger Zeit auch stärken und verändern kann, auf eine positive Art.

Du warst 9 Monate schwanger und dein Kind hat für eine kurze Zeit gelebt. Was du erlebt hast, kann man nicht mit einer frühen Fehlgeburt vergleichen (und natürlich gleicht kein Tod dem anderen). Kurz nach der Geburt rechnet nun wirklich kein Mensch mehr damit, plötzlich sein Kind zu verlieren. Und dennoch geschieht das immer wieder. Du bist nicht die Einzige mit diesem Schicksal. Stirbt ein Kind in seinen ersten Lebenstagen oder in seinem ersten Lebensjahr kann auch dieser Tod verschiedene Ursachen haben. Es kann sein, dass die Organe nicht richtig arbeiten, das Kind viel zu früh auf die Welt kam, es nicht selbstständig atmen kann, es durch den plötzlichen Kindstod stirbt, es eine Behinderung hat oder grundsätzlich sehr krank ist. Dafür gibt es in der Schwangerschaft nicht immer Anzeichen. Das Sterben eines Neugeborenen ist zutiefst schockierend.

Dennoch möchte ich dir sagen: Dein Leben geht weiter, wenn auch anders als geplant. Und das Leben hält noch so viel Schönes für dich bereit, so dass es sich auf der einen Seite lohnt, dein Kind in Frieden loszulassen und andererseits in Liebe mit ihm verbunden zu bleiben. Vielleicht hilft dir der Gedanke, dass die Seele deines Kindes dank der göttlichen Liebe wieder einen Körper finden kann, in dem es neugeboren wird. Die Energie deines Kindes wird immer an deiner Seite sein, denn Energie geht niemals verloren. Du darfst dein Leben weiterleben und mit der Zeit wird der Schmerz weniger.

„Das kannst du hier leicht schreiben!", denkst du jetzt? Ganz so leicht ist es nicht, denn ich habe erlebt, wie lange und wie schwer meine Eltern kämpfen mussten und wie der Schmerz und Vermust uns ein Leben lang begleiten wird. Er war schon über 19 Jahre ein Teil ihres Lebens. Meine Eltern sind fast daran zerbrochen – und es war eine große Belastung für ihre Partnerschaft. Aber eben nur fast! Wahrscheinlich erleben wir alle, die betroffen sind, das Gefühl, fast daran zu zerbrechen. Wir denken, wir schaffen das nicht. Damit bist du nicht alleine. Als ich selbst Kinder bekomme habe ist mir wahrhaftig erst richtig bewusst geworden, welche Tragödie es ist, sich von seinem eigenen Kind verabschieden zu müssen und es zu Grabe zu tragen. Das eigene Kind zu verlieren ist vermutlich das Allerschlimmste und die schwierigste Aufgabe überhaupt. Dein Kind ist ein Teil von dir, der dir nun fehlt. Aus diesem Gefühl wieder ins Leben zu finden ist schwer und kann sehr langwierig sein. Es wird schwere Tage geben und etwas leichtere Tage. Nach und nach wirst du auch wieder die schönen Seiten des Lebens entdecken und dich an ihnen freuen können.

„Wie schafft man das?", hast du dich sicher schon gefragt.
Grade zu Beginn der Trauer kann es leicht passieren, dass du deine körperlichen Bedürfnisse vernachlässigst – achte so gut es geht auf sie. Aber vor allem: Lebe deine Trauer auf deine Art und Weise - alle Emotionen dürfen sein! Dass alle Emotionen okay sind bedeutet im Umkehrschluss, dass du sie und dich in jedem Moment annehmen darfst. Nach einem Verlust machen uns unsere Gefühle am meisten zu schaffen, deshalb ist es wichtig, dich mit ihnen auseinanderzusetzen und zu lernen, dass sie dich nicht kontrollieren. Je tiefer ein Gefühl geht, desto mehr vereinnahmt es dich und desto weniger Energie hast du. Und zu den tiefsten Gefühlen gehören Schuld, Trauer und Angst. Sage Ja zu allen Gefühlen, nimm sie an und integriere sie, so dass sich auch die negativen Zustände wieder auflösen können – denn sie sind nur eine Momentaufnahme, nicht die Realität. Die Gesellschaft ist leider oft nicht daran interessiert, dass du innehältst und in dich schaust, dir Zeit für deine Emotionen und dich selbst nimmst. Viele erwarten, dass du sofort weiterlebst und zurück in das vorherige Leben gehst, was es so aber einfach nicht mehr gibt!

Berechtigterweise fühlen sich viele Eltern oft unverstanden von ihrem Umfeld und bleiben lange in ihrem Schneckenhaus, sie resignieren und sehen keinen Sinn mehr. Hier ist wohl der größte Unterstützungsbedarf gefordert. Diesen Weg sollte kein Mensch und kein Paar allein gehen müssen. Wenn du in deinem Umfeld noch niemanden hast, der den Schmerz mit dir aushalten kann, und mit dem du auch noch Monate später darüber reden kannst, dann suche diese Menschen - denn die brauchst du jetzt unbedingt. Das kann eine Trauerbegleitung, eine Kur oder einfach eine Freundin sein. Menschen, die ähnliches erlebt haben, werden dich oft am besten verstehen können. Hier gibt es auch die Möglichkeit sich an www.trosthelden.de zu wenden. Sie vermitteln Trostpartner mit einer ähnlichen Geschichte. So könnt ihr euch gegenseitig unterstützen, zu hören und einfach Dasein. Am Anfang ist das Gespräch über deine Trauer ein wichtiger Teil des Prozesses und es wird dir helfen. Alles, wofür man Worte findet, wird greifbarer und dadurch leichter.

Auch eine Trauergruppe kann sehr wertvoll sein. Meine Eltern treffen sich sechs Jahre später immer noch mit ihrer Gruppe, weil sie dort tiefe Verbindungen und Erinnerungen finden. Sie sprechen heute anders

über das Erlebte. Das könnten sie in ihrem Umfeld nur mit ein paar wenigen Freunden. Die meisten Menschen hatten schon nach kurzer Zeit kein Verständnis mehr und haben das heute erst recht nicht. Wenn du eine Trauergruppe besuchst, darfst du immer wieder neu bewerten, inwiefern und wie lange sie dir hilft. Denn in der Trauergruppe ist es Chance und Risiko zugleich, dass du ständig über deinen Verlust sprichst. Dadurch können Wunden wieder aufreißen, auch dann, wenn es dir an diesem Tag eigentlich gut ging.
Wenn es für deinen Partner besonders schwer ist, über die Situation zu sprechen, mach du den Anfang und erzähle davon, wie es dir geht, was du fühlst und denkst. Das ist für den Partner oft ein Türöffner in seine eigene Gefühlswelt. Ich wünsche euch, dass ihr das schafft, gemeinsam und jeder für sich. Vergesst dabei nicht, jeder Mensch, auch Menschen die seit 30 Jahren verheiratet sind, bleiben Individuen mit eigenen Prägungen, Erfahrungen, Glaubenssätze und ihrer eigenen Art mit Trauer umzugehen. Respektiert den Weg des anderen und versucht euch trotzdem, habt keine Erwartungen an den anderen und was ihr euch vom Partner wünscht, gebt ihm zunächst selbst. Haltet die gemeinsame Stille aus, haltet euch im Arm, öffne dich ihm, wenn du reden möchtest, schafft gemeinsame Rituale aber gebt dem anderen auch seinen Freiraum und akzeptiert seinen Umgang mit Trauer.

Es werden Monate mit Höhen und Tiefen vergehen und dein Kind darf immer einen Platz in deinem Herzen und eurer Familie haben. Nimm dir dafür die Zeit, die du brauchst. Mach dir selbst keinen zusätzlichen Druck. Das Leben ist ein Geschenk und es stellt dir Aufgaben, die dich stärken. Es stellt dir die Erfahrungen zur Verfügung, die deine Seele in diesem Leben machen muss. Die Antwort auf das „Warum?“ kennen wir nicht und wir können das Geschehene auch nicht ändern. Konzentriere dich auf das, was du aber tun kannst: Du hast die Möglichkeit, du kannst dich entscheiden, wie du mit der Erfahrung und deiner Aufgabe umgehen möchtest. Du wurdest mit allen Ressourcen, die du dafür benötigst, in diese Welt geboren. Du bist nicht hilflos und klein, du bist voller Liebe und Schöpferkraft. Du allein besitzt die Macht, dein Leben zu gestalten und zu kreieren. Du kannst jeden Tag von neuem wählen - die Lebensfreude anstelle des Leids. Nichts bringt dir dein Kind physisch zurück.

Aber mach dir bitte bewusst: Dein Kind würde nicht wollen, dass du oder deine Partnerschaft daran zerbrechen, dass es nicht mehr da ist. Es würde nicht wollen, dass du glaubst, nie mehr glücklich zu werden. Gib euch die Möglichkeit, dass es dein Begleiter werden darf, in Liebe und Frieden. Lass es ein Teil deiner Familie sein, als das was es ist, dein erstgeborenes Mädchen, dein zweitgeborener Junge o.ä. Es ist wichtig, dass es seinen festen Platz im Familiensystem hat - und in euren Herzen.

Ich wünsche dir, dass du lernst, mit der Erfahrung umzugehen. Ich wünsche dir, dass du sie als Teil deiner Geschichte annimmst. Ich wünsche dir, dass du deine Chance erkennst, die in der Erfahrung steckt: Lass sie dich stärken, gewinne wieder Vertrauen ins Leben und lerne, wahrhaftig glücklich zu sein!

Mehrere Fehlgeburten und unerfüllter Kinderwunsch

Es gibt Sternenmamas, die im Laufe ihres Lebens mehrere Fehlgeburten hatten und vielleicht auch noch kein Kind durchs Leben begleiten dürfen. Und wenn ich das hier schreibe, spüre ich schon die Schwere dieser Worte.

Wenn du gerade genau das erlebst, kann ich mir nur versuchen vorzustellen, wie du dich gerade fühlst. Ich erahne die Verzweiflung und Hoffnungslosigkeit, weil es wieder nicht geklappt hat. Da war endlich ein positiver Test - der Weg dorthin war vielleicht schon lang und steinig. Du hast keine Kosten und Mühen gescheut, um endlich ein Kind zu bekommen. Und doch hat es wieder nicht geklappt, wieder wurdest du enttäuscht. Vielleicht sind sogar deine Freundinnen schwanger und freuen sich, doch du zweifelst langsam daran, dass es das Leben mit dir gut meint.

Spätestens nach der 3. Fehlgeburt kannst du medizinisch abklären lassen ob es eine körperliche Ursache für die Fehlgeburten gibt - z.B. genetische Faktoren, Schilddrüsenfunktionsstörungen, hormonelle Störungen, Fehlbildungen der Gebärmutter, immunologische Gründe (im Körper der Frau kann es zu einer Abstoßungsreaktion gegenüber dem Embryo kommen) oder Gerinnungsstörungen. Dann gibt es verschiedene Therapien, um diese zu behandeln und eine erneute Schwangerschaft zu unterstützen und engmaschig zu begleiten.
Der psychologische Aspekt für das Leben nach mehreren Fehlgeburten ist nicht zu unterschätzen. Dieser Weg ist schwer und steinig und auch eine Belastung für eine Partnerschaft. Ein Weg zwischen Hoffen & Bangen, Verzweiflung, Enttäuschung und Trauer. Wenn dir die Lebensfreude momentan fehlt, ist das so verständlich. Jede Fehlgeburt lässt die Angst ansteigen, bei einer nächsten Schwangerschaft dasselbe wieder durchleben zu müssen und kinderlos zu bleiben. Sucht euch hier wirklich professionelle Unterstützung und sehr gute Zuhörer. Tipps und Ratschläge bringen euch hier nicht weiter und bauen eher noch mehr Druck auf.

Mit ansteigendem Alter kommt auch ein zeitlicher Druck hinzu. Langsam wird die innere Stimme lauter, die fragt: „Was ist, wenn ich die bin, die keine Kinder haben darf? Wie gehe ich damit um, wenn alle in meinem Umfeld Kinder haben und bekommen, nur ich nicht?"

Diese Situation bestimmt lange das Leben, wenn man sich ihr nicht aktiv und mit entsprechender Unterstützung stellt. Man ist jeden Tag damit konfrontiert, sodass ein bewusster Umgang, sowie die Auseinandersetzung mit unterschiedlichen Zukunftsaussichten und das Treffen von Entscheidungen unabdingbar werden.
Loslassen ist total schwer, Abschied und Trauer über ein Lebensmodell, dass nicht gelebt werden kann folgen, aber dies kann auch befreiend und heilend sein.

Frauen werden oftmals (z.B. sofort nach der Hochzeit) gefragt, wann denn der Nachwuchs käme. Das kann den Druck und Schmerz deutlich erhöhen und ist völlige Grenzüberschreitung. Dennoch geschieht es leider häufig. Deshalb ist es so wichtig, offen über Fehlgeburten zu sprechen. Wir wollen Bewusstsein darüber in unserer Gesellschaft kreieren, dass es keinesfalls selbstverständlich ist, Kinder zu haben. Und dass auch alle Entscheidungen der Betroffenen in Ordnung sind.

Wie können wir darüber urteilen, dass jemand mit 3 Fehlgeburten nicht mehr weiter versucht, schwanger zu werden? Wie können wir darüber urteilen, dass jemand kein Kind adoptieren will? Wie können wir darüber urteilen, wenn jemand keine Kinder möchte oder den Kinderwunsch aufgibt? Und haben wir eine Vorstellung davon, wie es ist, sich (mehrmals) von seinem Baby verabschieden zu müssen?
Nicht nur bei diesem Thema dürfen wir Verurteilungen und Bewertungen loslassen.

Coachingübung: Meditation
Die folgende geführte Meditation kannst Du dir z.B. von deinem Partner oder deiner besten Freundin vorlesen lassen, oder Du nimmst sie dir ganz einfach selbst auf und spielst Dir die Aufnahme vor. Mache dazwischen immer mal wieder eine Sprechpause von circa 30 Sekunden.

Du hast nun Zeit, zur Ruhe zu kommen. Nimm deine Atmung bewusst wahr und entspanne dich. Du hast erfahren, dass eine größere Macht über Leben und Tod bestimmt, was ist diese größere Macht für dich? Vielleicht nennst du sie Gott, vielleicht gibst du ihr einen ganz anderen Namen. Kannst du dieser Macht dein Kind anvertrauen? Nichts verschwindet, Energie stirbt niemals, sie verändert nur ihre Form. Nimm dein Baby noch einmal in den Arm. Sieh es an und sprich noch einmal mit ihm. Lass deine Worte intuitiv entstehen. Was antwortet es dir? Umarme es noch einmal und nehmt euch Zeit für einen Abschied. Sag ihm, dass es einen Platz in deinem Herzen und in eurer Familie hat. Sag ihm, dass du dankbar bist, dass es da war und ist. Dann lege dein Baby in die Hände dieser großen Macht. Von ihr kommt das Leben, dorthin geht es zurück. Während du es gehen lässt, nimmst du es gleichzeitig mit deiner ganzen Liebe in dein Herz auf. Fühle diese Fülle und schließe Frieden, somit darf auch dein Baby Frieden haben. Es braucht deine individuelle Zeit, bis es leichter wird, diesen Frieden zu spüren. Und auch, wenn der Schmerz wird dich begleitet, hast du nun bewusst losgelassen und Raum für Frieden in deinem Leben geschaffen. Mache dir auch bewusst, dass du viel mehr Kraft und Ressourcen in dir hast, als du momentan glaubst.

Stell dir dein Baby nun an einem schönen Ort vor. Wie sieht es dort aus? Was macht es? Wer ist dort noch? Und nun stell dir dich vor, vielleicht in einem Jahr? Wie geht es dir? Was machst du? Wer ist bei dir?

Lass alles in Ruhe wirken. Spüre dann wieder bewusst deinen Atem und komme langsam zurück ins Hier und Jetzt.

Eure Rechte und Möglichkeiten

Wichtig ist, dass ihr von euren Rechten und Möglichkeiten wisst, aber meistens müsst ihr für diese kämpfen!

In Anlehnung an folgende Seite mit Länderregelungen und mehr: http://initiative-regenbogen.de/bestattungsgesetze.html

Namensrecht
Mittlerweile gibt es auch für die Babys ein Namensrecht, die mit einem Körpergewicht von unter 500g totgeboren werden - das heißt, du kannst den Namen deines Babys auf dem Standesamt eintragen lassen. Dies ist auch möglich, wenn das Geschlecht deines Kindes noch nicht feststand. Du kannst auch dann noch von dieser Regelung Gebrauch machen, wenn die Geburt deines Sternenkindes schon länger zurückliegt, indem du die Fehlgeburt z.B. mit deinem Mutterpass nachweist.

Mutterschutz
Du hast nicht nur bei einer Lebendgeburt, sondern auch bei einer Totgeburt mit einem Geburtsgewicht von min. 500g ein Recht auf den Mutterschutz!
Grundsätzlich wird er in beiden Fällen nach den Mutterschutzfristen in vollem Umfang gewährt. Hier wird nicht unterschieden, ob es sich um eine Lebendgeburt, Totgeburt oder um eine Lebendgeburt mit späterem Versterben handelt. Der Mutterschutz achtet die besondere Schutzbedürftigkeit der Mutter.
Die Dauer des Mutterschutzes nach der Entbindung liegt in der Regel bei 8 Wochen. Handelt es sich jedoch um eine ärztlich festgestellte Frühgeburt oder um eine Mehrlingsgeburt, dann verlängert sich die Dauer um weitere 4 Wochen auf insgesamt 12 Wochen nach der Entbindung.

Mutterschaftsgeld
Für Mitglieder der gesetzlichen Krankenkassen ohne Entgelt wird grundsätzlich für die gesamte Zeit der geltenden Schutzfristen

Mutterschaftsgeld gezahlt. Es handelt sich dabei um Mutterschaftsgeld, also um eine Entgeltersatzleistung.

Nachsorge

Du hast in jedem Fall ein Recht auf Nachsorge - auch bei einer Fehlgeburt oder einem Abbruch. Wende dich dazu an deine Hebamme. Bei einer Begleitung steht neben der körperlichen Rückbildung vor allem das seelische Wohlbefinden im Vordergrund.

Bestattungspflichtige Kinder

In Deutschland muss jedes lebend geborene Kind ab einem Gewicht von 500g bestattet werden. Es gibt detaillierte gesetzliche Regelungen für jedes Bundesland, die du z.B. online nachschlagen kannst. Daher ist es nicht selbstverständlich, dass ein kleines Baby (bis zur 12. Woche) bestattet wird, das Recht besteht dennoch.
Wer in diesem Fall eine Bestattung wünscht, muss meistens dafür kämpfen, denn nicht immer wird man von der Klinik über das Bestattungsrecht aufgeklärt. Meistens gibt es die Möglichkeit zu einer Sammelbestattung für Sternenkinder. Entweder informierst du dich vor Ort selbst über die Möglichkeiten, oder du bittest jemanden aus deinem Umfeld darum, wenn du es im Moment nicht schaffst.

Bestattungsrecht der Eltern bei nicht bestattungspflichtigen Kindern

Wenn dein Kind nicht bestattungspflichtig ist, kannst du dank des Bestattungsrechts in fast allen Bundesländern eine individuelle Bestattung mit eigener Grabstätte durchführen. Allerdings ist das Bestattungsrecht stark vom Fortschritt der Schwangerschaft und von der Todesursache abhängig (natürlich oder durch einen Schwangerschaftsabbruch).
Wenn du für dein ganz kleines Kind eine Bestattung wünschst – egal ob individuell oder „Sternenkinderbeisetzung“ – musst du also von dem Bestattungsrecht Gebrauch machen und die Bestattung ausdrücklich verlangen.
Falls du nach ein paar Wochen den Wunsch spürst, dein Kind doch individuell beerdigen zu wollen, wende dich zeitnah an das Krankenhaus. Da die „Sternenkinderbeisetzungen“ meist nur in größeren Zeitintervallen durchgeführt werden, ist es gut möglich, dass sich dein Kind noch im Krankenhaus befindet.

Bestattungspflicht durch die Klinik

Wenn du das Bestattungsrecht für ein nicht bestattungspflichtiges Kind nicht in Anspruch nimmst, sind in manchen Bundesländern die Krankenhäuser verpflichtet, für eine würdevolle Bestattung zu sorgen. In anderen Bundesländern sprechen die Gesetze noch von „hygienisch einwandfreier Entsorgung".

Hinweis auf elterliches Bestattungsrecht

In einigen Bundesländern sollten euch die Ärzte über eure Rechte informieren, in der Praxis ist das aber von Klinik zu Klinik unterschiedlich. Im Verlauf des Buches kannst du das auch aus den Berichten der Sternenmamas lesen. Bei mir fand zum Beispiel überhaupt keine Aufklärung über meine Rechte statt. Wende dich also definitiv an die Hebamme oder informiere dich im Internet, z.B. hier: https://www.aeternitas.de/inhalt/kind_tod_trauer/sternenkinder/sternenkinder_rechtliches/bundeslandregelungen

Bestattung außerhalb von Friedhöfen

Man könnte meinen, dass fehlgeborene Kinder auch außerhalb von Friedhöfen bestattet werden dürfen. Die Gesetze bleiben hier aber meist undeutlich.

„Nutzung" der nicht bestattungspflichtigen Kinder zu medizinischen, pharmazeutischen, wissenschaftlichen Zwecken

Leider ist dies immer noch in einigen Gesetzen verankert, obwohl es ethisch sehr fragwürdig ist. Frage also nach, ob dein Kind auch wirklich im Rahmen der vielerorts eingerichteten „Sternenkinderbeisetzungen" beigesetzt wird.

Aufbahrung zu Hause

In Deutschland ist die Aufbahrung innerhalb einer festgelegten Frist (meist 36 Stunden nach Eintritt des Todes) zu Hause erlaubt. Sie ermöglicht ein besonders persönliches Abschiednehmen, das in der Trauerzeit sehr hilfreich sein kann. Erkunde dich bei einem Bestatter, wenn du in Betracht ziehst, dich in dieser Form von deinem Kind zu verabschieden.

ABSCHIED NEHMEN, RITUALE UND ERINNERUNGEN SCHAFFEN

Dass dein Kind mit seinen kleinen Füßen niemals mehr den Boden berühren wird, ist unbegreiflich und schmerzhaft. Ein Abschied für immer, nach so kurzer Zeit.

Erinnerungen und Rituale
... Bei einer frühen Fehlgeburt
Auch bei einer frühen Fehlgeburt kannst du Erinnerungen bewahren.
An dem Tag, an dem ich mein Baby endgültig verloren hatte, gingen wir zu dritt in den Wald. Dort ritzten wir ein Herz in eine alte Rinde und legten es dort ab. Einen Teil der Rinde nahmen wir mit nach Hause.
An einem Armband mit den Namen meiner Kinder hängen zwei Schmetterlinge, eine Erinnerung an meine Sternenkinder, weil es wie meine beiden lebenden Kinder zur Familie gehört. Außerdem stehen kleine Schmetterlinge mit Datum auf einem Regal. Und auch im Garten habe ich ein Beet angelegt. Dort steht ein Teil der Rinde, Schmetterlinge und ein Spruch und wir haben ein Bäumchen gepflanz. Das war die Idee von meinem großen Sohn. Wenn ich heute ein Schmetterling unseren Garten besucht, denke ich an unser Sternenkind zurück und lächle.
Ich habe einen Abschiedsbrief geschrieben und ihn zusammen mit all den wenigen Erinnerungen (dem Schwangerschaftstest, den Ultraschallbildern und dem Armband aus dem Krankenhaus) in einer kleinen Schatztruhe aufgehoben.

Vielleicht hilft es auch dir einen Abschiedsbrief zu schreiben, vor allem wenn du keine Möglichkeit für einen Abschied hattest. Weitere Erinnerungen können zum Beispiel eine Namenskerze oder ein Windlicht mit dem Namen, ein Schmuckstück oder Schlüsselanhänger, ein kleines Fotoalbum, ein Bilderrahmen oder eine Erinnerungsecke sein. Einige Menschen lassen sich sogar eine lebenslange Erinnerung tätowieren. Im Internet findest du noch ganz viel Inspiration, um dir das auszusuchen, was sich für dich richtig anfühlt.

Die für mich wichtigste Möglichkeit und große Chance ist die Initiative „Dein Sternenkind". Sie macht das erste und das letzte Bild von deinem Kind, als bedeutsame Erinnerung für dich. Sie ist deutschlandweit ehrenamtlich für dich im Einsatz und du kannst sie jederzeit kontaktieren. Die Fotos können für dich einen Beweis für die Existenz deines Kindes oder dafür, dass ihr eine Familie seid und du eine Sternenmama bist, darstellen.

... **Bei einer späten Fehlgeburt oder Totgeburt**

Hattest du eine späte Fehlgeburt oder eine Totgeburt gibt es grundsätzlich mehr Möglichkeiten, um Erinnerungen zu bewahren.
Vor allem möchte ich dich nachdrücklich und von ganzem Herzen auf die Möglichkeit hinweisen, Fotos von dir, deinem Sternenbaby oder von euch gemeinsam machen zu lassen. Du hast diese Chance nur einmal - und selbst, wenn du dir zum jetzigen Zeitpunkt die Bilder nicht anschauen möchtest, können sie dir, deiner Familie oder seinen Geschwistern noch zu einem späteren Zeitpunkt helfen. Die Initiative „Dein Sternenkind" übernimmt das ehrenamtlich.
Im Krankenhaus werden oft noch Fußabdrücke gemacht, die ebenso eine schöne Erinnerung darstellen.
Die Bestattung der Sternenkinder, das bewusste Abschiednehmen und Gedenken gehören selbstverständlich zum Prozess des Trauerns und Loslassens. Du kannst den Sarg deines Kindes (mit oder ohne weitere Angehörige) gestalten, die Kleidung für das Baby aussuchen und Fotos mit den Geschwistern oder der Familie machen. Eine weitere Möglichkeit ist, deinem Baby etwas mitzugeben, von dem du ein Duplikat für dich behältst, das können z.B. ein Armband, eine Decke oder ein Kuscheltier sein. Ich habe meinem Bruder einen Heilstein und einen Brief mitgegeben und einen Stein selbst eine Weile getragen, bis er mir zu „schwer" wurde und ich bereit war den Schmerz und die Trauer gehen zu lassen. Eine andere Sternenmama hat die gleiche Decke, in die sie auch ihren Sohn gehüllt hatte, für sich in groß. Wenn sie sich ihm nahe fühlen möchte, kuschelt sie sich gerne in die Decke.

Manche Eltern nehmen ihr Baby für bis zu 36 Stunden mit nach Hause. Dazu musst du einfach mit dem Bestatter reden, längere Zeiten müssen extra genehmigt werden.

Der Friedhof ist ein Ort, an dem sich viele Eltern ihrem Kind am nächsten fühlen und bei ihm trauern. Ich glaube zwar, dass wir unseren Sternenkindern immer und an jedem Ort nah sind, aber diese Momente können hilfreich sein. Du kannst dann auch deine Lieblingsblumen oder andere schöne Dinge mitbringen und das Grab liebevoll pflegen.

Natürlich gibt es noch viel mehr Möglichkeiten und Inspirationen. Du kannst auch sehr schöne und kreative Ideen im Internet (z.B. auf Facebook) finden und dir so deine eigenen Erinnerungsstücke herstellen. Dieser aktive Schaffensprozess kann sehr heilsam wirken. Vielleicht malst du dein Bild oder bemalst einen Stein, eine kleine Truhe für die Erinnerungen, stellst eine Namenslampe, Kleidung für dein Sternenbaby oder Kerzen her. Du kannst auch Karten mit oder ohne Foto erstellen, um Familie und Freunde zu benachrichtigen oder nach einiger Zeit bestimmten Menschen für ihre Unterstützung zu danken.

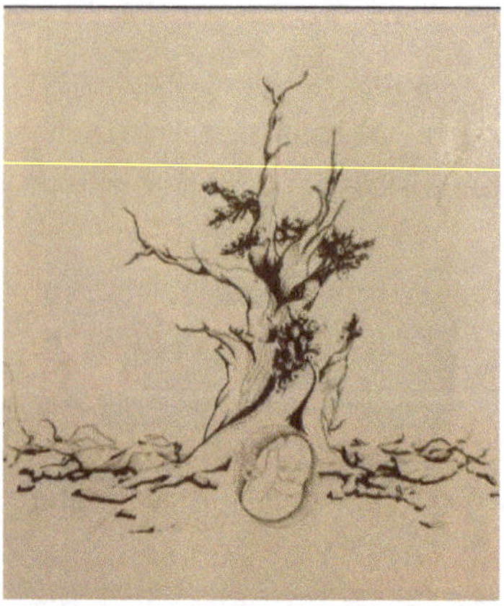

Dieses Bild steht dafür, dass das Kind zurück zu Mutter Erde geht.
Gezeichnet von Sabrina Langer

Über dein Kind, deine Schwangerschaft und deine Gefühle zu sprechen oder darüber zu schreiben ist eine weitere schöne und heilsame Möglichkeit. Du kannst auch ein Erinnerungsbuch gestalten, in dem du außerdem die Veränderung und den Neubeginn festhältst.

Es geht vor allem darum, den eigenen Gefühlen freien Lauf zu lassen. Perfektion ist hier fehl am Platz und deiner Fantasie sind keine Grenzen gesetzt!

Die Phasen der Trauer

Vielleicht hast du erwartet, dass ich in diesem Buch das Modell der Trauerphasen abbilde und Verlauf und Zeitraum beschreibe. Ich entschloss mich bewusst dazu, das nicht zu tun.

Kein anderer Mensch, ich eingeschlossen, kann dir sagen, wie lange du trauern wirst, musst oder willst. Es gibt viele Faktoren, die den Verlauf deiner Trauer und den Zeitraum, den sie einnimmt, beeinflussen. Sich diese bewusst zu machen, kann sehr hilfreich sein. Dazu gehört, wer du bist und was du über dich glaubst, wie du aufgewachsen bist und geprägt wurdest, wie belastbar und resilient du bist, welche Ansichten und Glaubenssätze du über Trauer und Tod hast usw.

Für mich sind die wichtigsten Schritte Akzeptanz und Annehmen, Loslassen und Neubeginnen.

Es gibt definitiv ein Leben nach dem Verlust eures Babys und Kindes, aber es wird anders. Gib dir die Chance und Erlaubnis zur Veränderung. Du hast etwas Schlimmes erlebt und für den Moment das Kostbarste verloren.

Denk daran, was sich dein Kind für dich oder euch wünschen würde. Mit Sicherheit, dass du dein Leben mit Liebe, Zuversicht, Glück und Mut erfüllst. Setzte dich mit dir und deinem Leben auseinander und erkenne: Alles, was du aus diesem Leben mitnimmst, sind die Entwicklung deiner Seele und die Liebe!

Was könnte in diesem Zusammenhang die Aufgabe deines Sternenkindes gewesen sein? Was wollte es dir zeigen? Der Tod deines Kindes wird nicht umsonst gewesen sein.

„Alles was dir passiert, ist eine Einladung zu wachsen.“ (Verfasser unbekannt)[3]

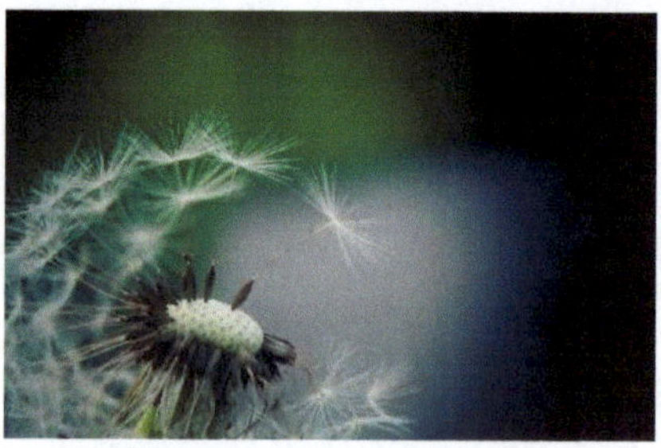

[3] spruch-des-tages.eu

WIE ERLEBEN MÄNNER DIESEN VERLUST

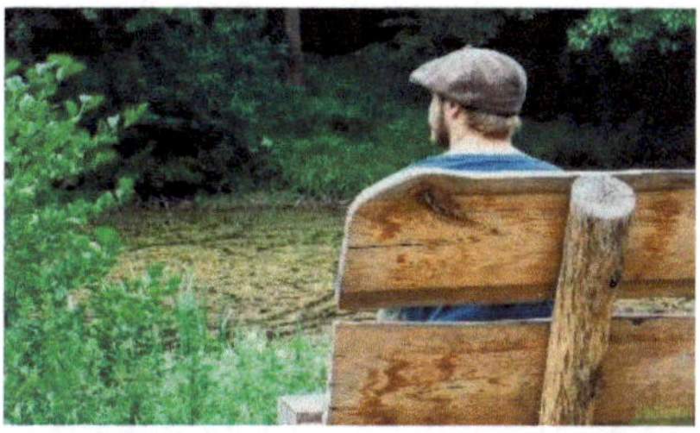

Hier möchte ich dir einen kleinen Einblick in die Reaktion meines Mannes geben, als er von meiner Fehlgeburt erfuhr. Wir gingen diesen Weg natürlich jeder auf die eigene Art, aber wir gingen ihn gemeinsam.
Er ließ sofort alles stehen und liegen und eilte zu mir. Er war selbst geschockt und fassungslos, er rang in seiner Trauer um Worte. Auch er trauerte und weinte um unser Baby, um das Geschwisterchen für unseren Sohn und um unser Familienglück zu Viert.

Und er unterstützte mich auf dem Weg, der für mich richtig war, stand zu mir und hinter mir. Das war für mich unheimlich wichtig. Von der ersten Minute an war er da – so lange, wie ich ihn brauchte, und das ist er auch heute noch. Ich brauchte mich nicht zu erklären, warum ich nicht gleich im OP lag, obwohl die Ärzte dies doch empfohlen hatten. Er blockte Anrufe und Besucher, damit ich Zeit für mich hatte. 2 Tage isolierten wir uns von der Außenwelt, um Zeit zu haben. Zeit, um zu realisieren, zu fühlen und die für uns richtigen Entscheidungen zu treffen. Wir sind heute noch froh, uns ganz bewusst die Zeit mit unserem Sternenbaby im Bauch genommen zu haben, um selbstbestimmt die nächsten Schritte zu tun. Ein langes Wochenende waren wir gemeinsam zuhause. Er redete nicht viel. Er sorgte für Ruhe, frische Luft, Essen, Abwechslung und Familienzeit mit unserem großen Sohn. Er streichelte meinen Bauch und nahm mich in den Arm. Vereinzelt, in den richtigen Momenten, sagte er ein paar Sätze. Er brauchte nicht viel zu reden. Wir hatten ähnliche Gedanken, die nicht immer ausgesprochen werden mussten. Getrauert hat er auf eine ganz andere Art als ich. Und trotzdem mit mir zusammen, in Stille und tiefer Verbundenheit. Keiner war mit seiner Trauer allein.

Ich denke, dass es den meisten Männer schwer fällt, über Gefühle und Emotionen zu reden, mein Mann ist da keine Ausnahme. Männer und

Frauen ticken anders. Wir sprechen eine andere Sprache und gehen anders mit Verlust, Tod und Trauer um.
Jungen werden in ihrer Kindheit weniger dazu angehalten, über Gefühle zu sprechen. Sie nehmen schnell die Rolle ein, in der sie stark sein und die Familie zusammenzuhalten müssen. Es wird erwartet, dass sie funktionieren, stark sind und wieder einsatzbereit im Job sind. Auch Männer untereinander reden kaum bis gar nicht über ihre Gefühle, geschweige denn über ihre Trauer.

Doch da Männer weniger Kanäle haben, ihre Trauer anzunehmen, tun sie sich meistens schwerer damit, sie zu transformieren und ihren Frieden zu schließen. Über Verdrängung und Ablenkung funktioniert dies maximal kurzzeitig. Langfristige Folgen der Verdrängung sind jedoch vor allem destruktive, z.B. körperliche Auffälligkeiten, aber auch psychische Erkrankungen wie Sucht und Depressionen und natürlich Partnerschaftsprobleme.

Manchmal hilft es unserem Partner, wenn wir ihm eine Tür zum Gespräch über Gefühle öffnen. Wir beginnen einfach und lassen ihn einsteigen, wenn er möchte. Wir erinnern und laden ein. In meinen Augen ist deine wichtigste Aufgabe als Partnerin, deinen Partner zu sehen und anzunehmen. Sieh seine stille Trauer und biete dich als Gesprächspartnerin und Vertraute an, damit er sich sicher fühlt und mit seinen Gefühlen zeigen kann, anstatt sie zu verdrängen. Vielleicht gibt es auch einen guten Freund oder Experten, mit dem dein Mann reden kann oder ihr sucht euch jemand, mit dem ihr gemeinsam sprechen könnt.

Wichtig ist das Verständnis füreinander – wenn irgendwann das Verständnis fehlt, funktioniert die Beziehung nicht mehr. Es gibt einige Paare, die sich nach dem Verlust ihres Kindes trennen.
Akzeptiere, dass jeder auf seine eigene Art trauert und mit diesem Verlust umgeht. Akzeptiere, dass das gut, völlig okay und richtig ist. Das ist der erste wichtige Schritt. Wir zwingen einander nicht, anders zu sein. Wir bieten einander einen geschützten Raum, in dem sich jeder öffnen kann, wenn er möchte.

Trauer in der Partnerschaft

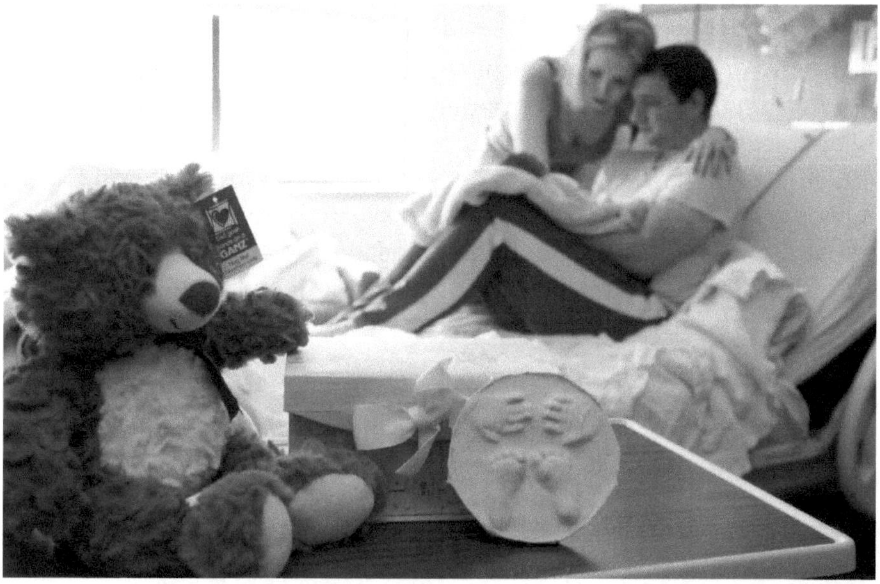

Am wichtigsten ist es zunächst natürlich mit dem Partner/der Partnerin zu sprechen. Doch ihn zu fragen, wie es ihm geht, stellt meist schon die erste Hürde dar. Einfacher wird das Gespräch meist, wenn wir erstmal von uns erzählen, warum wir gerade traurig sind, was uns bewegt, woran wir denken. Das ist wie schon gesagt oft ein Türöffner in die Herzen eurer Partner. Hört einander zu, seid füreinander da, aber erwartet nicht, dass ihr auf die gleiche Art trauern werdet - und das ist völlig okay. Versucht, die Sprache des anderen zu verstehen. Und teilt euch und eure Wünsche und Bedürfnisse dem anderen mit, so klar und verständlich wie möglich.
Gebt eurer Trauer Raum, spürt euch und eure Gefühle. Spürt, was euch gut tut, und wer oder was euch helfen kann – sowohl jeder für sich als auch gemeinsam. Seien es gute Freunde, ein Coach, ein Wochenende zu zweit, eine Auszeit in den Bergen, Sport usw.

Es ist wichtig, nicht zu vergessen, dass bei eurer Trauer auch das eigene Geschlecht eine große Rolle spielen kann. Grade dann, wenn ihr sehr unterschiedlich mit eurer Trauer umgeht, ist Unterstützung von außen wertvoll, damit die Partnerschaft oder gar eine Trennung nicht auch noch zur Belastung wird.

Vor allem bei einer frühen Fehlgeburt fehlt dem Partner/der Partnerin zunächst der Bezug zum Baby. Die Schwangere spürt im Gegensatz dazu von Anfang an körperliche Veränderungen. Dennoch trauern eure Partner, wenn auch ganz anders als ihr.
Meine wichtigste Botschaft an euch als Paar lautet: Eure Beziehung wird an eurem Verlust nur wachsen können, wenn ihr euch und eurer individuellen Trauer gegenseitig Akzeptanz und Verständnis schenkt. Das ist die Grundlage für euren gemeinsamen Weg. Nehmt euch Zeit füreinander, für Rituale, für gemeinsame Gespräche (auch über Themen außerhalb der Trauer) und für gemeinsame Unternehmungen.

Stark sein bedeutet nicht, seine Gefühle zu verdrängen und zu flüchten. Stark sein bedeutet, das Vertrauen ins Leben nie zu verlieren

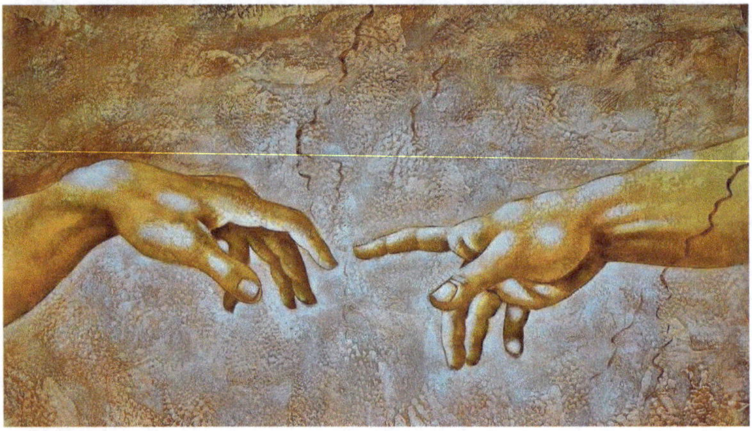

Coachingübung
Schaut euch die Erinnerungen an euer Kind gemeinsam an. Lasst eure Gefühle zu, schreibt sie vielleicht auf. Einigt euch vorher, ob ihr dann über eure Gefühle sprechen möchtet, oder ob ihr sie lieber (z.B. in Form eines Briefs) einander vorlesen wollt.
Überlegt euch nun ein gemeinsames Projekt, um den Trauerprozess auch immer wieder zusammen zu gehen. Ihr könnt zum Beispiel eine

Erinnerungskiste gestalten, einen Baum pflanzen, das Grab regelmäßig pflegen und gestalten ...

Diese Seite ist speziell für die Sternenkindpapas, du darfst ihn gerne einladen sie zu lesen.

Eine Seite für die Papas:

Lieber Sternenkindpapa,
dieses Buch habe ich vor allem für die Sternenkindmamas geschrieben, aber ich weiß: Du trauerst genauso um euer Kind und bist gerade doppelt stark - für dich und deine Partnerin. Dafür sind wir dir unendlich dankbar. Du bist der Halt in dieser schweren Zeit. Aber ich möchte dir hier auch etwas ganz Wichtiges mitgeben. Aus eigener Erfahrung und aus Gesprächen mit Sternenkindmamas bin ich mir sicher, dass es dir und deiner Partnerin gut tut, über euer beide Gefühle zu sprechen und gemeinsam zu trauern.
Es gibt mehrere Möglichkeiten gemeinsam zu trauern. Vielleicht beginnt ihr ein gemeinsames Projekt, bei dem ihr euch einander öffnen könnt. Vielleicht seid ihr handwerklich begabt und möchtet eine kleine Erinnerung an euer Baby gestalten. Vielleicht schafft ihr es gemeinsam Fotos anzuschauen und über euer Kind zu sprechen. Oder ihr geht gemeinsam spazieren, redet über die Beerdigung oder euren Schmerz. Es kann sogar wirklich hilfreich sein, sich dafür ein paar Tage Urlaub zu nehmen.
Kennst du neben deiner Partnerin noch jemanden, mit dem du sprechen und dem du deine Gefühle anvertrauen kannst? Ansprechpartner sind viel wichtiger, als man manchmal denken mag. Ihr könnt auch einzeln oder gemeinsam eine Trauergruppe für Sternenkindeltern besuchen.
Auch wenn jeder von euch seinen eigenen Umgang mit der Trauer hat, findet bitte immer wieder den Weg zueinander - und geht ihn gemeinsam, Seite an Seite. Helft einander zu verstehen, was in dem anderen vorgeht. Lasst euch gegenseitig Raum und Zeit und verliert euch dennoch nicht aus den Augen.

Im zweiten Teil meines Buches findest du auch die Geschichte eines Sternenkindpapas: „Sternenkinder - Das Empfinden eines Vaters".
Du darfst jetzt gerne dorthin springen und sie lesen, sie ist für dich und alle Sternenmamas geschrieben.

Durch Tod und Trauer wachsen

Alles, was du hast, ist JETZT! Sicher weißt du das in der Theorie schon. Und vielleicht denkst du gerade: „Mein Jetzt ist grau, trist, schwer und hoffnungslos. Ich habe mein Baby verloren und damit meine Träume, meine Zukunft, meine Erwartungen." Diese Gefühle kann und darf dir niemand absprechen, in deinen Augen ist die Welt gerade schwer und grau. Doch deine Gedanken bestimmen, wie du die Welt siehst. Das zu verstehen ist essenziell für dein Leben und dein Glück. Verstehe alles im Leben als Einladung um daran zu wachsen.

Deine Perspektive bestimmt deine Welt.
Wenn wir unser Baby, unser ungeborenes Kind oder einen anderen geliebten Menschen verlieren, zerbricht unsere heile Welt. All das, was uns zuvor noch wichtig erschien, wird unwichtig. Unsere Gedanken kreisen um den Schmerz und um ein Wort: Warum? Wir stellen uns viele weitere Fragen, die uns nicht alle weiterbringen.
Diese Gedanken verbunden mit deinen Gefühlen bezeichnen wir als Trauer. Jedes dieser Gefühle ist richtig und darf angenommen werden. Genauso wie deine Tränen. Die Tränen drücken deinen Schmerz aus, verlassen deinen Körper und reinigen deine Seele. Ich kann dir hier heute sagen, dass das Leben nicht nur weiter geht, sondern dass es kraftvoll, wunderschön und noch bedeutsamer als zuvor werden kann. Mit meinen Erfahrungen erzähle ich dir heute auch, wie und warum.

Ich hatte auch jahrelang einen schweren Rucksack auf den Schultern. Kennst du den Inhalt deines Rucksackes? Sind darin vielleicht Trauer, Schmerz, schwierige Erfahrungen, Ängste, negative Glaubenssätze, Wut und noch viel mehr? Du schleppst diesen Rucksack mit dir herum, kannst nicht mehr aufrecht gehen und dein Leben fühlt sich so sinnlos an. Ich kann dich fühlen. Wie wäre es, diesen Rucksack einfach mal abzustellen und auszupacken? Dann nimm alles aus dem Rucksack heraus. Schau dir die Dinge an, sortiere sie in deine Vergangenheit ein, betrachte deine wertvollen Erfahrungen und nimm die Geschenke daraus mit. Frage dich:
Wer wärst du ohne diese Erfahrungen, wer wärst du ohne deine Geschichte?!

Annehmen und loslassen gehört zu den größten Stärken, die wir haben und lernen können.

Dein Sternenkind hatte eine Aufgabe in seinem und in deinem Leben, auch wenn es noch so kurz war. Hast du eine Ahnung, welche es ist? Was hat es dir hinterlassen? Und was hätte sich dein verstorbenes Kind wohl für dich gewünscht? Natürlich! Dass du dein Leben lebst, und dass du deinem Leben einen Sinn gibst. Dein Leben ist jetzt. Shifte deine negativen Gedanken aktiv und bewusst.

Du weißt spätestens seit deinem Verlust, dass es nicht selbstverständlich ist, leben zu dürfen, gesund zu sein oder Kinder an der Hand zu haben. Du siehst das Besondere und kannst es mehr schätzen, als viele andere Menschen. Wenn du Ja zu deinem Leben und zu deiner Erfahrung sagst, dann kannst du deine Erfahrung in eine unsagbare Kraft umwandeln und das Leben wird dich beschenken. Sich bewusst zu machen, dass das Leben nicht jedem Menschen geschenkt wird und endlich ist, gibt dem Leben erst Bedeutung und lässt es uns als das schätzen, was es ist: Unser größtes Geschenk!

Du kannst bewusster und dankbarer leben. Weil dein Vertrauen auf die Probe gestellt wurde, darfst du lernen, wieder Vertrauen ins Leben aufzubauen und dich ihm hinzugeben. Ist jetzt nicht die Zeit für deine Träume? Verschiebe sie nicht auf morgen.

„Das Leben stellt dir nur Aufgaben, die du tragen kannst."
Rückblickend kann ich diese Weisheit annehmen und bestätigen. Vor ein paar Jahren hätte ich das noch anders gesehen. Der Tod zwingt uns zu neuen Wegen, Aufgaben, Entscheidungen und auch zum Nachdenken über uns selbst und unser Leben. Damit lernen wir uns besser kennen und sind einen Schritt weiter im Selbstwerden.
Rückblickend kann ich auch wertschätzen, dass ich in diesen Trauerphasen viel gelernt habe. Sie lehrten mich neue Schritte, persönliches Wachstum, sehr viel Mut und Selbstvertrauen. Ich musste mich immer wieder neu auf den Weg machen, mir wurde langsam klar, wie stark ich bin und ich kam mir auf meinem Weg immer näher, das führte zum Beispiel dazu, dass ich mich für etwas zuvor Unvorstellbares entschied: Ich lief alleine auf dem Jakobsweg.

Dadurch, dass das Leben mich auf die Probe gestellt hat, habe ich wieder den Kontakt zu mir gesucht und gefunden.

Eine meiner wichtigsten Erkenntnisse:
Auf mein Bauchgefühl zu hören und dem Leben wieder zu vertrauen ist das Wichtigste.
Durch deinen Verlust kann sich nicht nur deine Partnerschaft vertiefen, sondern auch Beziehungen und Freundschaften. Du wirst spüren, wer deine wirklichen Freunde sind, vielleicht wirst du auch neue Kontakte knüpfen, die deinen Schmerz mit dir tragen und aushalten und einfach da sind. Die Voraussetzung hierfür ist, dass du annehmen kannst, dass jeder auf seine eigene Art und Weise trauert. Verurteile weder dich noch jemand anderen, für den eigenen Weg und Umgang mit der Trauer. Öffne dich selbst und gib dem Anderen Raum dazu.

Wenn du losgehst, betreten deine Füße einen neuen Weg. Er fühlt sich für uns ungewohnt und steinig an. Doch nach den ersten mutigen Schritten merkst du bald, wie dich das Leben dafür beschenkt. Genau das passiert mir momentan immer noch. Ich bin losgegangen und jeder einzelne Schritt zeigte mir die Richtung, jeden Tag ein Stückchen mehr. Wir sollten nicht warten, bis das Glück oder unser Lebenssinn an die Tür klopft. Wir können Türen eigenständig öffnen und nach draußen schauen. Und dann den ersten Schritt durch eine dieser Türen wagen.

Trauer ist eine natürliche Lebenserfahrung.
Auch dann, wenn es sich im ersten Moment nicht danach anfühlt. Die meisten Menschen haben leider nie gelernt mit Trauer umzugehen und darüber zu sprechen. Der Tod, das Sterben und Sternenkinder sind ein Tabuthema in unserer Gesellschaft. Wenn ein Mensch die Trauer in ihrer Tiefe zulässt und überwindet, wächst seine Persönlichkeit.
Und nicht nur unsere Persönlichkeit kann daran wachsen. Unsere Dankbarkeit, unsere Liebe zum Leben und unser Bewusstsein wachsen gleich mit. Ich persönlich glaube, dass die Wertschätzung unseres Lebens in tiefster Dankbarkeit ein riesengroßes Geschenk für unsereins ist. Manche Schicksalsschläge lassen uns zunächst an der Schönheit und dem Potenzial unseres Lebens zweifeln, doch gerade

durch sie haben wir die Chance, das Leben als das zu sehen, was es wirklich ist, und was am Ende wirklich zählt:
Das Leben und der Tod sind Geschenke, große Chancen. Und am Ende zählt nur, wie sehr wir geliebt haben.

Ich habe zu meinem Sternenkind auch zwei lebende Kinder und bin das fünfte Mal schwanger. Mein Sternenkind hat mir genau ein Jahr nach seinem Todestag ein Regenbogenkind geschickt! Deutlicher konnte es mir nicht zeigen, wie eng der Tod und das Leben beieinander liegen können. Ähnlich war es bei der jetzigen Schwangerschaft. Nach der zweiten Fehlgeburt wollten wir es bei zwei Kindern belassen. Doch dieses dritte Kind wollte unbedingt zu uns kommen. Es nutzte eine letzte Chance und machte sich auf den Weg zu uns. Wir konnten es kaum glauben. Wieder einmal lagen Tod und Leben nah beieinander und das Schicksal hatte einen Plan für uns. Ohne meine Sternenkinder und den Verlust meines Bruders würde ich mein Leben nicht so bewusst und dankbar leben, wie ich es heute tue. Die Bedeutung von Familie und Freundschaft wurde für mich so viel wichtiger. Mit meinem Bruder habe ich einen Tag vor seinem Tod noch gesprochen. Er feierte den Geburtstag seiner Freundin. Am nächsten Tag war er tot.

Lebe dein Leben, gehe gestärkt aus deiner Trauer hervor, sag Ja zum Leben! Und vergiss nie, dass die Energie niemals stirbt.
Hätte ich ein paar Mal im Leben nicht jemanden an meiner Seite gehabt, der mich getragen und gehalten hätte, wäre ich heute nicht dort wo ich jetzt bin. Niemand sollte in seiner Trauer komplett alleine sein. Ich bin noch heute damit beschäftigt, die Geschenke aus meinem Rucksack auszupacken. Und vor kurzem habe ich meine Mission ausgepackt.

Abschied für Geschwisterkinder

Aus eigener Erfahrung kann ich dir sagen, dass Kinder tendenziell offen mit Tod und Trauer umgehen. Du musst keine Angst haben, sie durch die Erzählung vom Tod deines Babys und seines Geschwisterchens in tiefe Trauer oder Angst zu stürzen.
Als ich meinem 3-jährigen Sohn erzählte, dass wir sein Geschwisterchen verloren haben, kuschelte er sich an mich, streichelte den Bauch und stellte einfach seine Fragen. Er war trauriger über meine Traurigkeit und die meines Mannes, er selbst war ganz ruhig und nahm die Informationen gut auf. Kaum vorstellbar, was passiert wäre, wenn wir ihm das verschwiegen hätten. Kurze Zeit später sprach ich mit ihm auch über den Tod meines Bruder, als wir uns mit meiner Familie zu Omas Geburtstag trafen. Ich sagte zu ihm, dass wir noch zum Friedhof gehen, weil heute nicht nur Oma Geburtstag hat, sondern auch mein Bruder. Er hat Fragen gestellt, er hat meine Traurigkeit gespürt, aber er selbst blieb wieder ganz gelassen. Noch heute stellt er häufig Fragen zum Thema Tod, unserer Babys und meinem Bruder.

Noch immer ist es ein gesellschaftliches Problem mit Kindern über den Tod zu sprechen. Noch immer sind Glaubenssätze wie z.B. „Kinder haben auf Beerdigungen nichts verloren" in unseren Köpfen verankert, sodass wir Kinder von Trauer weit fernhalten und sie gänzlich ausschließen. Viele Experten und auch ich sind der Meinung, dass Kinder verstörter, ängstlicher oder gar aggressiv werden, wenn sie unsere Gefühle nicht einordnen können. Wenn wir traurig sind und unbeweglich und still auf dem Sofa sitzen, drei Tage lang, und unsere Kinder davon völlig ausschließen, verstehen sie nicht, warum sich Mama und Papa grade so anders verhalten. Jedes Kind hat feine Antennen, wenn etwas nicht stimmt. Und jedes Kind hat eine Einordnung und Erklärung verdient. Tun wir das nicht, geben sie sich im schlimmsten Fall sogar die Schuld an unserer Traurigkeit. Wir sollten ihm ehrlich sein und ihnen sagen, dass ihre Wahrnehmung richtig ist und wir traurig sind und altersentsprechend mit ihnend darüber sprechen.

Mein Sohn hat all das verstanden und war sogar unser größter Trost – dadurch, dass er da war, uns ablenkte und zeigte, wie schnell das Leben weitergeht, konnten wir das auch schneller wieder zulassen. So wie ich ihm ab und zu von meinem Bruder erzähle, werde ich auch seine Erinnerung an sein Geschwisterchen aufrechterhalten, damit er weiß, dass es immer noch zur Familie gehört.

Wenn es die Möglichkeit gibt kann euer Kind euch beim persönlichen Abschied oder der Beerdigung begleiten. Gerade wenn die Schwangerschaft schon mehrere Monate ging, muss der Tod auch für sie begreifbar werden. Vielen Kinder hilft es, Abschied zu nehmen. Und sie können so viel besser damit umgehen, als wir Erwachsenen. Die Kinder sollten altersgerecht in die Trauer und in den Abschied miteinbezogen werden. Vielleicht möchten sie ein Bild für ihr Geschwisterchen malen oder Luftballons steigen lassen oder gemeinsam mit euch einen Baum pflanzen.

Wir dürfen Kindern altersgerecht vermitteln, dass das Leben endlich ist und nicht alle Menschen erst im hohen Alter sterben. Bis ungefähr zum 5. Lebensjahr haben Kinder noch gar keine Vorstellung von Tod und Leblosigkeit – wir sollten sie also nicht mit Details und zu vielen Informationen überfordern, aber bei der Wahrheit bleiben. Enttabuisierung, Einbeziehung und Offenheit beginnen nicht erst im Erwachsenenalter. Sollten wir mit unseren Kinder dann nicht auch über die schwierigen Dinge des Lebens reden und ihnen einen sensiblen Umgang mit diesen vorleben?

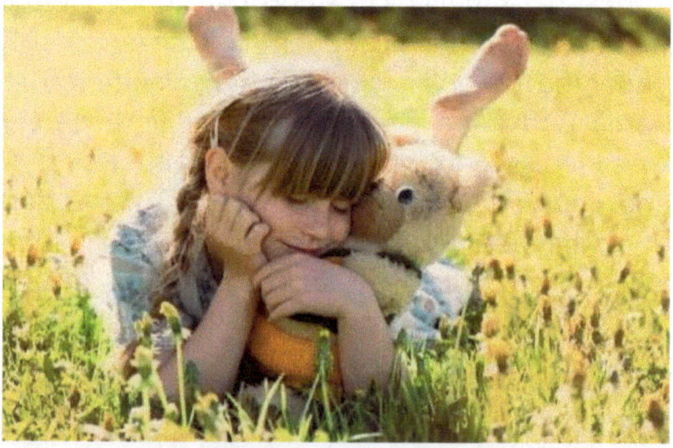

EUER VERLORENES BABY IM FAMILIENSYSTEM

In früheren Generationen wurde dem Verlust des Kindes oft zu wenig Beachtung geschenkt, sodass Trauer und das verlorene Kind keinen festen Platz in der Familie erhielten. Dieses Ungleichgewicht spiegelt sich auf unterschiedliche Weise im Familiensystem wieder.

Auch, wenn dein Kind nicht mehr lebt, bist du Mama. Wenn du schon ein Kind hattest, hast du jetzt zwei. Und wenn dich jemand nach ihnen fragt, kannst du ruhig von zwei Kindern sprechen und sagen, dass du eins verloren hast. Eltern müssen jedes Kind integrieren. Jedes Kind hat einen festen Platz in der Familie und im Familiensystem. Fehlt diese Integration, hängt das Familienmobile immer schief, egal wie viele Kinder noch geboren werden.

Die kleine Seele gehört ab dem Zeitpunkt der Zeugung dazu. Wird sie nicht anerkannt, indem Eltern das verlorene Kind verschweigen, so sind Geschwisterkinder leicht von Verwirrung und Trotz erfüllt und häufiger krank. So kann ein Mädchen z.B. jungenhafte Züge entwickeln, da es sich mit dem ungeborenen Bruder identifiziert und seine Eltern an ihn erinnern muss. Oder ein Junge wird z.B. depressiv, um die Traurigkeit, die seine Mutter nicht verarbeitet hat, zu tragen. Sie wollen unbewusst das Gleichgewicht wiederherstellen und für „Ordnung" sorgen, aber es gelingt ihnen nicht alleine. Erst, wenn dem verlorenen Kind sein richtiger Platz gegeben wird und er nicht leer bleibt, fühlen sich auch die anderen Kinder wieder angekommen und sicher.
In Familienaufstellungen kann man diese Verbindungen wunderbar erkennen und den nötigen Einblick erhalten, um sie aufzulösen.

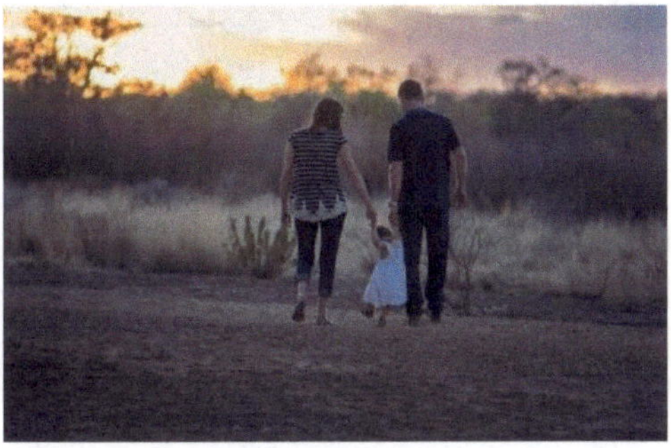

Wer unterstützt dich

Kurz nach einem Todesfall sind meistens mehrere Menschen da, die auch mal zuhören, etwas zu essen vorbei bringen (was auch schon sehr hilfreich sein kann, weil viele in dieser Zeit nicht auf ihre körperlichen Bedürfnisse achten) oder uns mal für kurze Zeit auf andere Gedanken bringen.

Einige Menschen in deinem Umfeld fühlen sich vermutlich hilflos und wissen nicht genau, was sie für dich tun können, würden es aber gerne. Frage die Menschen, sprich mit ihnen über das, was du brauchst – z.B. Unterstützung im Haushalt, bei der Betreuung größerer Kinder oder bei der Organisation der Trauerfeier.
Unbedachte Äußerungen, die uns treffen und verletzen, entspringen meist Hilflosigkeit und Unwissenheit. Versuche die Äußerungen nicht zu persönlich zu nehmen. Andere Menschen spüren unsere Verletzlichkeit und tun sich trotzdem schwer Worte zu finden. Andere versuchen es gar nicht.

Nach ein paar Wochen oder Monaten kann es sein, dass der Verlust und die Trauer in deinem Umfeld gar nicht mehr präsent sind. In meiner Familie (meinen Mann natürlich ausgenommen) wird weder über meine Fehlgeburt noch über meinen verstorbenen Bruder gesprochen, nicht einmal an seinem Todestag. Nur mit meinen Eltern habe ich ein gutes Gespräch darüber geführt, ansonsten wusste dazu keiner mehr etwas zu sagen. Aber es gibt auch diese wenigen Goldjuwelen, die bewusster durchs Leben gehen und wissen, wie wichtig es ist, einfach da zu sein. Meist sind es Menschen, die selbst schon mit dem Tod oder einem anderen Schicksalsschlag konfrontiert waren haben und wissen wie wichtig es ist, einfach da zu sein.
Neben Menschen in eurem Umfeld gibt es weitere Unterstützungsmöglichkeiten:

- Hebammen
- Trauerbegleiter und Coaches in diesem Bereich
- Gruppengesprächsangebote

- trosthelden.de: Hier findest du Menschen, die den gleichen Schicksalsschlag erlebt haben um euch gegenseitig zu unterstützen
- emmora.de: Artikel, Trauerbegleiter und Coaches
- Initiativen: z.B. Initiative Regenbogen (bietet auch regionale Ansprechpartner), Bundesverband für verwaiste Eltern
- Bücher und Ratgeber
- Podcasts wie invisible loss
- Internetforen

Wie kann der Weg durch und aus der Trauer aussehen?

Es gibt keine Abkürzung, die direkt aus der Trauer führt, ohne dich auf lange Sicht krank zu machen. Meiner Erfahrung nach muss der Weg aus der Trauer zunächst in die Trauer führen. In den Schmerz und in die Tränen. Und ich staune immer wieder, welche großen Schätze hinter dem Schmerz und der Trauer verborgen sind. Wenn du diesen Weg gehst, wirst du neue Seiten an dir kennenlernen. Du wirst erfahren, wie stark du bist und wie sehr du dem Leben vertrauen kannst. Dafür musst du deine Gefühle zulassen und annehmen. Verschütte deine Gefühle nicht – sie holen dich lauter und schmerzhafter zu einem späteren Zeitpunkt ein. Sprich über sie und bitte um Hilfe, wann immer du sie brauchst.

Ich möchte dir einen Satz mitgeben, über den ich vor ein paar Jahren nur den Kopf schütteln konnte. Doch heute weiß ich, dass seine Aussage wahr ist. „Du kannst dir sicher sein, dass dir nur so viel zugemutet wird, wie du tragen kannst."
Und „Es ist immer am sichersten Du selbst zu sein!"
Du kannst mehr aushalten, als du denkst. Und all das macht dich zu dem Menschen, der du bist. Wer wärst du wohl ohne deine Geschichte?

Am Anfang stehst du vor einem schier unüberwindbaren Berg - ich kenne das Gefühl. Doch du hast alle Ressourcen, um ihn zu besteigen und die Trauer auszuhalten. Und am Ende stehst du auf diesem Berg mit einem atemberaubenden Blick - ich kenne auch das Gefühl. Zwischen diesen beiden Gefühlen lagen Jahre. Ich hätte nicht einfach voller Freude weiterleben können. Es war oft unendlich schwer, doch ich bin diesen Weg immer weiter gegangen. Und heute lebe ich voller Liebe, Dankbarkeit, Stärke, Freude, Vertrauen ins Leben und in mich selbst.

Was du jetzt durchlebst wird nicht umsonst gewesen sein – denn auf diesem Weg wartet dein neues Ich auf dich, dass du voller Dankbarkeit und Liebe annehmen darfst. Am Ende des Weges standen für mich zum Beispiel die allergrößte Dankbarkeit und Demut meinem lebenden Kind und meinen Regenbogenbabys gegenüber. Ich lernte meine Eltern und meinen Partner (und im Endeffekt das Leben!) neu und zutiefst schätzen. Denn sie waren an meiner Seite, sie haben verstanden und alles mit mir ausgehalten, sind die Schritte mit mir gemeinsam gegangen. Noch heute bin ich zutiefst dankbar, wenn ich in die Augen der Menschen schaue, die ich liebe. Ich bin dankbar, dass meine Kinder heute mit mir lernen, wachsen und jeden Tag mein Leben bereichern. Außerdem lernte ich in den Tagen, an denen ich mein Baby verlor, mein Bauchgefühl wieder so richtig zu spüren und meinem Bauchgefühl und meiner Intuition zu vertrauen.

Sind das nicht die schönsten Schätze? Ich hätte sie ohne meine schwierigen und schmerzhaften Erfahrungen vermutlich nie entdeckt. Wir haben in der Hand, was wir aus unseren Herausforderungen machen. Verharren wir in der Trauer, flüchten wir vor ihr oder nutzen wir sie als Chance?
Du kannst viel mehr überwinden, bewältigen und loslassen, wie du jetzt für möglich hälst.

Setze dich aktiv mit deinen Gedanken auseinander. Nimm sie wahr und überprüfe sie. Fühle, woher sie kommen. Entscheide, wann Schluss mit den Gedanken über Schuld, Vorwürfe, den Lebenssinn etc. sein sollen. Denn sie bestimmen deine Welt.
Trauern, weinen, schreien - was auch immer dir hilft und niemand anders gefährdet, tu es. Weine jede Träne, die geweint werden möchte, und trauere auf deine ganz eigene Art. Tu nichts, nur weil andere es von dir erwarten. Du bist wichtig. Achte auf dich selbst und spür in dich hinein, was du jetzt brauchst. Und umgib dich mit Menschen, die deiner Trauer Raum geben und sie mit dir tragen und aushalten können. In schmerzhaften Momenten ist es schön, getragen zu werden.

Es hilft niemandem dich zu verstellen. So zu tun, als seist du gefasst und kämst mit dem Verlust klar, lässt andere Menschen vielleicht glauben, dass du sehr stark bist. Dass diese Art mit Trauer umzugehen aber nichts mit Stärke zu tun hat, das wissen wir mittlerweile. Wenn du hingegen keine Rolle spielst und deine Gefühle nicht vor dir und anderen versteckst, hilfst du nicht nur dir, sondern unserer ganzen Gesellschaft. Du triffst für dich und andere Menschen eine starke, kraftvolle Entscheidung. Denn so lernen wir alle, nach und nach offener und sensibler mit dem Tod und der Trauer umzugehen.

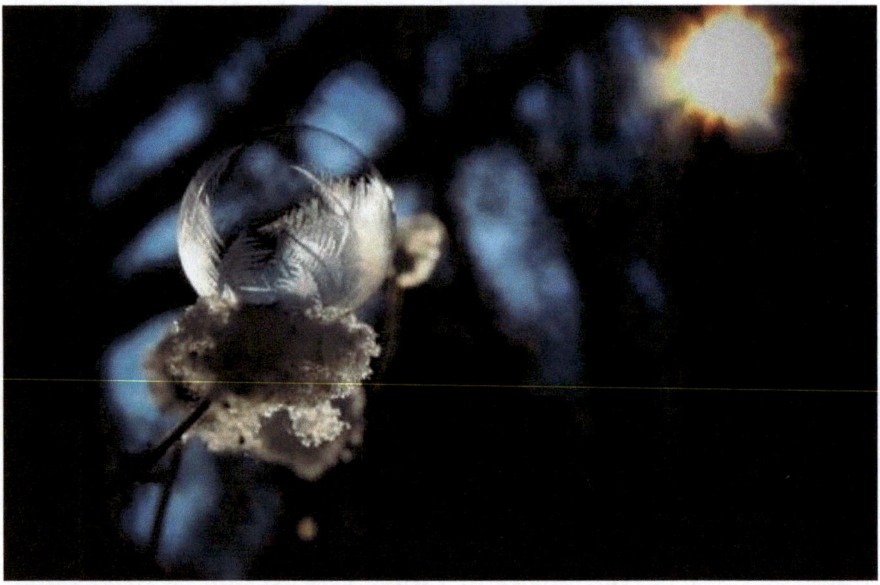

Foto von Mara Schmidt

Wie fühlt sich eine Folgeschwangerschaft an? Was, wenn die Angst vor einer erneuten Schwangerschaft zu groß ist?

Manchmal stellt sich der Wunsch nach einer Folgeschwangerschaft schon unmittelbar nach dem Verlust wieder ein. Manchmal dauert es auch einige Zeit bis die Eltern eines Sternenkindes sich auf den Gedanken an eine Folgeschwangerschaft einlassen können. Die Trauer um das Sternenkind ist vielleicht noch so groß, dass man sich anfangs gar nicht vorstellen kann, sich jetzt schon mit ganzem Herzen auf ein neues Baby einzustellen. Man muss sich selbst noch ordnen, die Plätze im Herzen neu verteilen und lernen, dass jedes Kind seinen eigenen Platz hat, der ihm allein gehört.

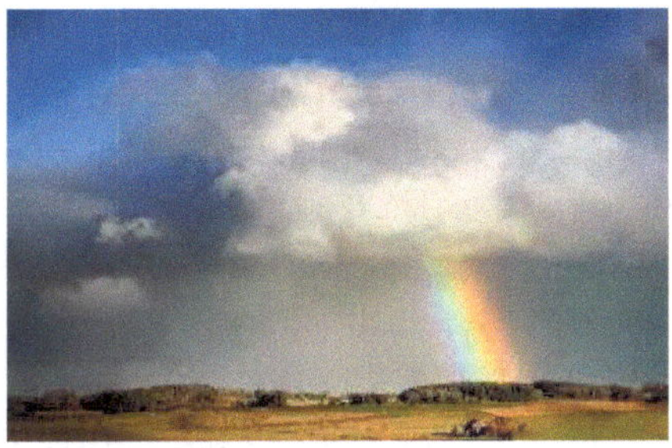

Manchmal dauert es lange, bis eine Kinderseele wieder den Weg zu den Eltern findet, manchmal geht es auch ganz schnell.
Wenn du von einer Folgeschwangerschaft erfährst, beginnt für dich eine Zeit der widersprüchlichen Gefühle. Die Freude über die Schwangerschaft ist meistens groß, doch – grade nach mehreren Verlusten – schleicht sich zusätzlich ein Gefühl der Angst ein, welches die Freude über die neue Schwangerschaft sogar gänzlich überschatten kann. Selbst dann, wenn diese völlig komplikationslos verläuft.

Viele Eltern benötigen Zeit, um sich auf die Schwangerschaft einlassen zu können und Vertrauen fassen zu können, dass diese Folgeschwangerschaft eine ganz neue Schwangerschaft ist. Dieses Bewusstsein zu entwickeln fällt vor allem dann schwer, wenn die Komplikationen aus der Schwangerschaft mit dem Sternenkind nun wieder auftreten, wenn der eigentliche Entbindungstermin des Sternenkindes noch gar nicht erreicht ist, wenn Daten des

Sternenkindes und des neuen Kindes sich gleichen, wenn das Folgekind das gleiche Geschlecht hat etc.
Es ist ganz normal, dass die Angst da ist. Und sie benötigt genauso Raum, wie die Trauer zuvor. Folgende Gedanken können sehr unterstützend wirken:
Ich tue alles für mein Kind, was ich kann.
Ich vertraue mir und meinem Körper bestmöglich.
Ich vertraue meinem Kind bestmöglich.
Ich genieße jeden Tag mit meinem Kind, obwohl und grade weil es keine Garantie gibt, dass die Schwangerschaft gut ausgeht.

Auch, wenn es keine Garantie gibt, gehen die meisten Schwangerschaften gut aus.

Wenn du also eine Folgeschwangerschaft erlebst, hole dir Sätze wie diese immer wieder ins Bewusstsein. Denke auch daran, dass dein Kind spürt, wie es dir geht. Welches Gefühl soll es haben? Große Angst oder große Vorfreude und Zuversicht? Es ist so wichtig, hier bewusst wieder in die Eigenverantwortung zu gehen.
Viele folgeschwangere Mütter haben gute Erfahrungen damit gemacht, sich über ihre Gefühle mit anderen Müttern auszutauschen, die ähnliches erfahren (haben), z.B. in Internetforen.
Mir hat es geholfen die Angst wahrzunehmen, sie darf da sein aber sie darf mich nicht kontrollieren. Ich habe mich dann immer wieder auf die positiven Gedanken besinnt und mich einer Person mit all meinen Gefühlen anzuvertrauen. Nach meiner zweiten Fehlgeburt fiel mir das deutlich schwerer. Die Unbeschwertheit der allerersten Schwangerschaft hatte ich somit bei den weiteren erst wieder ab der 13. Woche, aber auch da nicht mehr 100%., zumal es mir körperlich sehr schlecht geht und ich gerade an diesem Buch arbeite und weiß was alles schief gehen kann. Ich fokussiere mich aber gerade deshalb auf die positiven Gedanken und gehe immer wieder ins Vertrauen, Annehmen und loslassen, positiv denken,...

WENN DU IN DER TRAUER STECKEN BLEIBST

Nur 30% der Sternenmamas verarbeiten die Trauer relativ zügig. Die Hälfte aller Sternenmamas braucht eine ganze Weile, um die Trauer nach und nach hinter sich zu lassen. 25% aller Sternenmamas kommen nie selbstständig aus der Trauer - vor allem dann nicht, wenn der Tod sehr plötzlich und unvorhersehbar eingetreten ist. Dann kann die Trauerphase auch monatelang anhalten, in seltenen Fällen auch Jahre. Das hängt dann auch von weiteren Schwangerschaften, Fehlgeburten oder eventueller Kinderlosigkeit ab.

Wir kämpfen mit der Trauer um ein Kind meistens viel länger, als wenn ein Mensch im hohen Alter stirbt, denn wir schieben das Thema dorthin und lassen es nirgendwo anders zu. Dabei verleihen wir unserem Leben mehr Sinn und Dankbarkeit, je eher wir uns bewusst machen, wie verletzlich und endlich es ist.
Wenn wir uns lange in ihr verlieren, uns permanent in und mit ihr bewegen und keine selbstfürsorglichen Wege für unsere Lebensqualität finden, werden wir förmlich zu ihr und bleiben stecken. Wenn wir wiederum eine Emotion ablehnen, tobt sie dauerhaft unter der Oberfläche, in unserem Unterbewusstsein, und macht uns krank. Denn: Alles, was wir ablehnen, wird noch stärker.
Für diese Formen des „Steckenbleibens" können Glaubenssätze verantwortlich sein, die wir als Kind von unseren Mitmenschen übernommen haben. Damals waren sie wichtig – sie haben uns z.B. mit unseren Eltern stark verbunden. Wenn diese Glaubenssätze jedoch heute Schaden in dir anrichten, dienen sie dir nicht mehr. Ein Glaubenssatz kann dich Energie kosten, dich feststecken lassen und sich zu einem Lebensgefühl entwickeln. Und es wird Zeit, ihn zu erkennen und loszulassen (z.B. in Begleitung eines Coaches oder Therapeuten). Ein paar Beispiele möglicher Glaubenssätze, die in direktem Zusammenhang mit deinem Umgang mit der Trauer stehen können:
Es war ja klar, dass sowas mir passiert.
Ich bin schuld am Tod meines Kindes.
Ich darf meine Trauer nicht zeigen.
Ich habe es nicht verdient, ein lebendes Kind zu bekommen.

Ich darf nie ein Kind haben, das ist ungerecht.

Wir können lernen unsere Emotionen achtsam und bewusst wahrzunehmen und somit anders mit ihnen umzugehen. Hast du das Gefühl in der Trauer festzustecken? Nimmst du keine Veränderungen mehr in deinem Trauerprozess wahr? Fühlst du dich wertlos? Hast du keine Freude mehr an deinem Leben? Jede Emotion hat eine positive Absicht, denn sie dient dazu, Energie in unserem Körper zu verarbeiten. Doch wir können diese positive Absicht nur herausfinden, indem wir lernen, die Emotionen wahrzunehmen und aktiv mit ihnen umzugehen. Wenn du das lernen möchtest, dann entscheide dich bewusst für Veränderung. Der Schritt in die Freiheit ist also das Aussteigen aus dem Automatikmodus. Er ist die Ursache der meisten Probleme. Wenn wir lernen mit unseren Gedanken und Emotionen aktiv umzugehen, erreichen wir eine höhere Form des Bewusstseins und wir beginnen wirklich zu leben! Der Weg führt also über annehmen, zulassen, verstehen und verwandeln.

Ich bin selbst diesen Weg gegangen und ich bin dadurch ein neuer, bewusster, glücklicher Mensch voller Visionen, Träume und Ziele geworden, der seine Fähigkeiten und Potentiale (wiederum durch Reflexion, Intuition, Bewusstseins- und Coachingarbeit) erkannt hat und weiß, was er schaffen kann. Melde dich sehr gerne für ein Coaching, um diesen Prozess nicht alleine finden und durchleben zu müssen. Ich freue mich, wenn wir diesen Weg gemeinsam gehen. Aus der Trauer in die Lebensfreude, hin zu deinen Zielen, Träumen und Visionen und zu dem Bewusstsein, dass bereits alles in dir ist! Ich begleite dich mit allem, was ich habe: Meinen Fähigkeiten wahrzunehmen, zuzuhören und mich empathisch einzufühlen. Mit meinem Bewusstsein und mit meiner Erfahrung. Mit meiner Intuition, meiner Stärke und meinem Glauben an dich und das Leben. Du darfst erkennen, welche Fähigkeiten, Ressourcen und Potentiale du hast, nicht nur bezüglich des Umgangs mit Trauer!

In jedem Menschen sind von Geburt an Weisheit und eine Fülle an Fähigkeiten angelegt. Wenn wir uns diese bewusst macht und sie immer mehr leben, wird uns klar, welche Wunderwerke wir sind. Fähigkeiten unserer Weisheitskompetenz sind zum Beispiel Empathie, innere Ausgeglichenheit, bewusster Umgang mit Emotionen, Humor,

Verändern der Erlebniswirkung und Perspektivwechsel. Sind das nicht geniale Fähigkeiten? Waren sie dir bewusst? Nutzt du sie bereits? Hast du Lust sie zu entdecken?

Das kannst du tun, wenn jemand in deinem Umfeld betroffen ist

Für enge Freunde, Eltern oder Partner ist es oft schwierig, mit trauernden Müttern umzugehen. Trauer ist immer unbequem. Deshalb versuchen Menschen oft, Trauernde zu trösten, in dem sie scheinbar „heitere Aussichten" schaffen.
Sätze, wie „du bist doch noch jung, du kannst andere Kinder haben", „du bist stark, das schaffst du schon", „das geht schon vorbei", „das Leben geht weiter" oder „es war ja noch ganz frisch/klein", gehen leicht über die Lippen. Trauernde macht es aber wütend, wenn ihre Trauer weggeredet, weggetröstet werden soll. Meist richten Trostversuche dieser Art nur mehr Schaden an – sowohl für den trauernden Menschen (der verletzt wird) als auch für die Beziehung zwischen beiden Menschen. Danach zieht sich der trauernde Mensch meistens stark zurück.

Schauen wir uns diese Aussagen genauer an, verstehen wir, warum sie so verletzen. Sie haben alle einen gemeinsamen Nenner: Sie sprechen – wenn auch unabsichtlich – dem trauernden Menschen seine Gefühle ab. Sie alle haben die indirekten Beisätze: „Es gibt keinen Grund für das Ausmaß deiner Gefühle" und „Dass du so fühlst, ist nicht richtig." Sie formulieren also vor allem ein Unverständnis der Trauer und den Trauernden gegenüber, wodurch eine riesengroße Kluft zwischen beiden Menschen entsteht. Lassen wir das doch einfach.

Trauer ist unbeschreiblich – auch, wenn wir immer wieder das belastende Verlangen haben, sie in Worte zu fassen. Vielleicht ist es die erste unbeschreibliche Situation, in den der trauernde Mensch je gekommen ist. Dieser Zustand ist unfassbar.
Den Schmerz eines anderes erfassen kann nur, wer zuhört.

Beachte daher folgendes:

- Ersetze „Wie geht es dir?" entweder durch „Wie geht es dir heute?" , oder stelle die Frage nicht.

- Sei da, zeige Präsenz und Bereitschaft, z.B. indem du eine Karte schreibst, Frühstück vor die Türe stellst oder den trauernden Menschen besuchst. Mache nicht nichts und warte nicht ab, bis er sich meldet.
- Vermeide Floskeln, wie „mein Beileid“, da sie sich furchtbar daher gesagt anhören. Schöner empfand ich „Es tut mir so leid“ oder einfach nur ohne Worte in den Arm genommen zu werden.
- Mache die Trauer, das Sternenkind und die Schwangerschaft nicht zum Tabuthema. Frage den trauernden Menschen, ob er über sein Kind oder die Schwangerschaft sprechen, euch Fotos zeigen möchte o.ä. Zeige Bereitschaft zuzuhören und die Trauer mitauszuhalten
- respektiere und akzeptiere den individuellen Weg der Trauer, sprich es gerne auch aus. Bewerte und verurteile nicht, auch nicht im Stillen.
- Ratschläge sind auch Schläge – vermeide Sätze, wie „es war ja noch gar kein richtiges Baby“ oder „Du bist ja noch jung“
- sei du selbst, behandle den trauernden Menschen nicht plötzlich ganz anders, spiele keine Rolle

Wie kannst du mit mir durch Trauer wachsen, deine volle Kraft und Stärke entdecken und voller Lebensfreude deine Zukunft gestalten?

Wisse: Es gibt Probleme - und es gibt Lösungen.
Ich weiß, dass einige Berater und Coaches, sagen, dass du das Erlebte so schnell wie möglich hinter dir lassen sollst, schöne Dinge tun, positiv denken und weiterleben musst. Mit mir wirst du deinen Weg wirklich durch die Trauer gehen können – nicht außen herum, keine Abkürzung für den Moment, sondern mit allem was dazugehört. Was bringt es dir, deine Gefühle zu überspielen, positiv zu denken, nur nach vorne zu schauen? Nichts – jedenfalls nichts zielführendes. Was passieren kann: Du wirst vielleicht irgendwann sogar körperlich krank, oder dein lebendes Kind trägt die Bürde der Verantwortung für deine nicht aufgearbeiteten Themen.

Die erste Frage, die ich in der Kontaktaufnahme höre, ist die, ob ich selbst Trauer und Verlust erlebt habe. Ja, das habe ich – und genau daran merkst du dann, dass du richtig bei mir bist. Ich selbst würde mich bei allen Lebensthemen immer nur von jemandem begleiten lassen, der eine ähnliche Geschichte erlebt hat. Ich habe mich mehrmals durch die Trauer gewühlt und bin diesen Weg gegangen, deshalb werde ich dir keine oberflächlichen Tipps und Ratschläge aus irgendeinem Ratgeber geben.
Ich weiß, dass du gerade nicht einfach „funktionieren“ kannst. Deswegen strebe ich gar nicht an, dich dazu zu bringen. Ich werde dir nicht einreden, dass das Leben genauso weitergeht, wie zuvor. Ich werde dir deine Trauer und deinen individuellen Weg zugestehen, dir helfen deinen eigenen Weg zu finden, hinzuschauen und deine Schätze aufzusammeln. Ich helfe dir auch dabei, einengende Glaubenssätze aus deiner Kindheit zu finden und zu lösen, um die Trauer wirklich verarbeiten zu können. Ich brauchte alle meine Erfahrungen sowie meine Schmerzen, um der Mensch zu werden, der ich heute bin. Deine Schmerzen sind notwendig für deine Heilung.

Auf diesem Weg kann ein neues Ich entstehen, dass den Schmerz in Kraft umwandelt. Dieses neue Ich ist sich bewusst über seine Fähigkeiten, Ressorucen und Potentiale. Es verleiht seinen Wünschen und Zielen Kraft. Es ist für sein Leben und das seiner Familienmitglieder noch dankbarer, erfüllter. Es verfolgt einen neuen Weg. Auf dieses Ich kannst du dich zubewegen.

6 Möglichkeiten, bei denen ich dich unterstütze

1. Durchlebe die Trauer und lasse los: Trauer ist eine natürliche, aber herausfordernde Lebenserfahrung. Die Trauer anzunehmen und zu durchleben gibt dir die Möglichkeit zu akzeptieren und loszulassen. Ich kenne den Weg und du musst ihn nicht alleine gehen, aber du musst ihn gehen. Schritt für Schritt darfst du wieder lernen nach vorne zu schauen. Genau das hätte sich dein Sternenkind für dich gewünscht. Wenn du die Trauer mit all ihren Facetten zulässt und überwindest, wirst du wachsen und wieder strahlen.
2. Aktiviere deine Ressourcen und kenne deine Möglichkeiten: Du hast von Geburt an alle Ressourcen, um gesund zu trauern. Grade bei einschneidenden Erlebnissen verlieren wir aber manchmal den Blick für unsere Fähigkeiten. Lass uns gemeinsam aktivieren, was bereits in dir ist. Ein Blick von außen hilft außerdem zu erkennen, welche Möglichkeiten und Rechte du in dieser Situation hast. Ich unterstütze dich darin, diese zu finden und sie zu ergreifen.
3. Gib Gefühlen Raum und Gehör: Mit der Familie und Menschen im eigenen Umfeld über die Fehlgeburt zu sprechen, sowie deiner/eurer Trauer Raum zu geben, ist zum einen elementar wichtig, kann zum anderen aber auch schwierig sein. Die Kommunikation mit Geschwistern, dem Partner, empathischen - aber auch nicht empathischen - Menschen sieht je nach Situation anders aus. Hier stehe ich dir mit meinen Erfahrungen zur Seite, um dich nicht mehr zu verstecken.
4. Grenze dich ab und sorge für dich: Deine Vision von einem Familienleben und deine Vorfreude auf dein Kind wurden von einem Moment auf den anderen zerschlagen. Rat"schläge", Verurteilungen und Schuldzuweisungen können dich von

außen, aber auch durch dich selbst treffen. Du hast keine Schuld. Lerne, dich wieder liebevoll zu schützen.

5. Sei mutig und öffne dich für neue Chancen: Wenn dir deine Situation aussichtslos erscheint, dann lass mich dir sagen: Deine Aussicht ist versperrt. Aber sie ist da, und ich helfe dir, sie wieder zu entdecken. Ich bin selbst in meinem Leben schon mehrmals von Trauer erschüttert worden, denn ich verlor mein ungeborenes Kind und meinen Bruder. Heute bin ich grade deswegen stark genug, diesen Weg mit dir zu gehen. Ich stehe dir auf Augenhöhe auch in den dunkelsten Stunden deines Lebens zur Seite, begleite dich durch die Trauer und auf dem Weg zu mehr Lebensfreude. Ohne Druck, dafür aber mit allem Verständnis. Habe Vertrauen und ich nehme dich an die Hand. Kontaktiere mich gerne zu einem ungezwungenen Erstgespräch.
6. Lebe weiter und entwickle Perspektiven: Nach und nach findest du wieder Lebenskraft und -freude. Du entdeckst Stärke und Mut aufgrund deiner Vergangenheit in die Zukunft zu blicken, ohne Blockaden und Angst. Vielleicht entscheidest du dich zu einer erneuten Schwangerschaft und lernst, sie voller Vorfreude zu genießen.

Wichtig ist für mich immer: Es gibt nicht den einen richtigen Weg, es gibt deinen eigenen Weg, der für dich oder euch richtig ist. Ich habe mir zum Beispiel, nachdem die Ärzte den Tod meines Babys festgestellt hatten, 3 Tage Zeit genommen, mich zuhause zu verabschieden. Ich habe mit meinem Baby gesprochen, ich habe alles wirken lassen, mein Schicksal langsam angenommen und Halt und Kraft bei meinem Mann gefunden. Wir haben geweint, uns gegenseitig getröstet und darüber gesprochen. Wir sind sogar an unseren Kraftort gefahren, um alles zu realisieren und uns bewusst zu machen, wie es weitergeht. Ich wollte so schnell wie möglich raus aus dem Gefühl der Machtlosigkeit.

Die Ärzte wollten eigentlich sofort operieren. An meinem Kraftort fand ich die nötige Energie, um auf mein Gefühl zu hören und die OP zunächst abzusagen. Und ich bin froh, dass ich diese aktive Entscheidung getroffen habe. Mich so hilflos zu fühlen verhinderte jedoch das Nachfragen nach weiteren Optionen nach der Operation, wie Abschiednahme und Bestattung.

Der Weg, den ich gegangen bin – mein Weg – war für mein Umfeld vermutlich völlig unverständlich. Das ist okay und nicht wichtig. Es war für mich der richtige Weg.

Vielen Mamas und Eltern fehlt der Mut dazu, so Abschied zu nehmen, wie sie es sich wünschen. Eine Sternenmama erzählte mir, sie habe sich nicht von ihrem Baby verabschiedet, weil ihre Mama ihr davon abgeraten hat. Heute bereut sie es sehr, aber es ist zu spät. Diesen Moment können wir nicht nachholen. Deshalb ist es für mich eine Herzensangelegenheit, dass jeder seinen eigenen Weg finden darf und auf sein Herz hört – auch du. Hab keine Angst davor, es ist dein Baby und dein Weg, damit umzugehen.

Ich kann dich auch darin stärken zu erkennen, wie wichtig das Abschiednehmen ist, also mit deinem Baby zu sprechen, es zu berühren und dir Zeit zu nehmen. Zeit um es willkommen zu heißen als auch zu verabschieden. Um jedem Impuls nachzugehen, den du hast – es im Arm zu halten, seine Wange zu streicheln, ihm ein Küsschen zu geben, Erinnerungen zu schaffen und Fotos zu machen oder machen lassen.

Das Erfahrene dringt nach und nach in dein Unterbewusstsein - und dort liegen auch deine Ressourcen, um mit dem Verlust umzugehen. Das Abschiednehmen ist ein wichtiger Grundbaustein der Trauerarbeit, um die Trauer (auch in deinem Unterbewusstsein) verarbeiten zu können.
Zunächst erlebst du bestimmt ein Gefühl von Schock, Hilflosigkeit, Machtlosigkeit, Trauer und vielleicht Wut. Vorallem wenn dein Baby plötzlich und unerwartet stirbt kommt eine Lähmung und ein Schockzustand hinzu.

Deine Ressourcen sind vielleicht unter der Trauer begraben. Aber gemeinsam ist möglich, mit ihnen zu arbeiten. Alle Ressourcen, die du für die Trauerarbeit brauchst, hast du zu 100% in dir, sie sind tief in dir verankert. Das darf dir wieder bewusst werden. Wir lernen als Kinder laufen, sprechen, Fahrrad zu fahren. Nur leider lernen viele wesentliche Dinge nicht: wie wir unser Gehirn programmieren, wer wir wirklich sind, abgesehen von unserem konditionierten Ich und zum Beispiel wie wir mit Trauer umgehen können. Meiner Meinung nach ist das der Kern der Trauerarbeit: Wieder den Zugang zu all deinen Ressourcen zu gewinnen, mit denen du gesund durch die Trauer kommst und auch aus der Trauer heraus. Viele von uns wurden stark geprägt, was die Trauer und den Tod angeht. Von unseren Eltern, der Schule, der Kirche. Wir dürfen umdenken, wir sollten offen mit diesen Themen umgehen, wir sollten für einen würdevollen Abschied kämpfen, Erinnerungen schaffen und mit unseren Kindern darüber reden.

Wer nach dem plötzlichen Verlust keinen Halt findet und nicht zur Ruhe kommen kann, rutscht in einen Strudel voller Leid, der irgendwann sein Leben bestimmt. Seine Verhaltensweisen verdecken seine Ressourcen und ohne den direkten Zugang zu seinen Ressourcen kann er nicht gesund mit der Trauer umgehen. Wir aktivieren deine Ressourcen für eine gesunde und zielführende Verarbeitung der Trauer. Wenn du wüsstest, was du alles in dir hast, hättest du nie mehr Angst.

Wir füllen die entstandene Leere mit Dingen, die dich glücklich machen, und auch mit Dingen, die deiner Trauer Ausdruck verleihen. Du kannst deiner Trauer und dem Schmerz aktiv eine Richtung geben. Und dabei begleite ich dich oder euch.

Wir sagen Ja zu dir selbst und Ja zum Leben. Manchmal reicht es schon, sich dessen bewusst zu sein. Und sich außerdem bewusst zu sein, dass die Seele deines Kindes nicht zwingend unter der Erde liegt. Vielleicht ist die Energie um dich herum, vielleicht kannst du sie sogar spüren?

Ich begleite dich gerne als deine persönliche Mutmacherin auf deinem individuellen Weg durch die Trauer.

.

Briefe an dein Sternenbaby für deinen Trauerweg

Die folgenden Briefe darfst du als Inspiration für dich und unterschiedliche Zeitpunkte auf deinem Weg mit der Trauer sehen, übernehmen oder nach deinem Bedarf verändern. Du kannst auch immer den Namen deines Kindes einsetzen, wenn du das möchtest. Diese Briefe hat Leonie Malinowski für euch geschrieben.

Für den Tag der Bestattung

Mein liebes Kind,

heute begleiten wir deinen Körper zum Grab. Ich sehe dich jeden Tag vor mir. Deine wundervollen Augen, deine kleinen Händchen und zarten Wangen. Als würdest du schlafen. Jede Minute denke ich an dich und deine Aufgabe hier auf dieser Erde. Noch verstehe ich nicht, warum du nur so kurz hier verweilen solltest, doch ich weiß, dass es einen tieferen Sinn hat und wir daran wachsen werden. Wo auch immer nun deine Seele ist, ich bin mir sicher, du würdest nicht wollen, dass wir traurig sind. Ich spreche viel mit deinem Papa über dieses Erlebnis. Wir weinen, wenn es uns traurig macht, und lachen, wenn wir einander in die Augen schauen. Ich bin so dankbar, die Verbindung mit dir erlebt zu haben! Du wirst immer Teil unserer Familie sein und einen Platz in unserem Herzen haben. Und so schwer es mir fällt, nun lasse ich dich im Dienste des Lebens gehen.

Deine dich liebende Mama

Nach einem Monat

Mein liebes Kind,

nun ist schon ein Monat vergangen. Noch immer denke ich an dich. Langsam ist es verständlicher für mich, dass unser Leben weitergeht und wir dich im Herzen tragen. So sehr hatten wir uns gewünscht, dich im Arm zu halten und dein Lächeln zu sehen. Jetzt geht es langsam weiter. Wir kehren zurück zum Alltag, obwohl doch so viel geschehen ist. Vielleicht ist jetzt der Zeitpunkt, uns der Endlichkeit des Lebens bewusst zu werden und keine Kompromisse mehr bei unserem Wohlbefinden und unserer Gesundheit einzugehen. Wir wollen jeden

Tag im Austausch über unsere Gedanken und Gefühle sein und einen Schritt zur Zufriedenheit in jedem Lebensbereich gehen. Danke, dass du bei uns warst und uns dieses Bewusstsein geschenkt hast!
Deine dich liebende Mama

Für den 1. Geburtstag deines Sternenkindes

Mein liebes Kind,
heute feiern wir deinen Geburtstag! Es ist ein Tag der Freude, den wir im geschützten Kreis der engsten Familie feiern. Heute feiern wir dich und das Leben. Seit du in unser Leben kamst, wissen wir, wie kostbar jeder Tag und unsere Gesundheit sind. Du hast uns gelehrt, für jede Minute des Lebens dankbar zu sein und die eigenen Bedürfnisse nicht mehr anderen zuliebe zurückzustellen, denn wir wissen nie, wie lange wir noch hier sind. Danke, dass du uns dieses Bewusstsein geschenkt hast! Wir tragen dich immer im Herzen und teilen unsere Erfahrung, um auch anderen dieses Bewusstsein mitzugeben.
Deine dich liebende Mama

Sternenmamas kommen zu Wort …

Meine Sternenkinder

Weil es mir in der Schwangerschaft immer wieder sehr schlecht ging und ich die Großeltern mehrfach um Hilfe bitten oder Termine absagen musste, durfte der große Bruder meine Schwangerschaft schon sehr früh mit einem T-Shirt und Luftballons verkünden. Wir dachten zu keinem Zeitpunkt daran, dass ich das Baby verlieren könnte.

An einem Februartag saß ich schon um 9:30 Uhr bei der Ärztin im Wartezimmer, voller Vorfreude warteten ich und meine Familie (zuhause) auf ein neues Foto. Ich war schon so aufgeregt, mein Baby wiederzusehen und sein Herz schlagen zu sehen und dieses Mal auch zu hören. Der Bauch war schon etwas gewachsen, ich hatte schon meine erste Umstandshose rausgekramt und mir ein Umstandsshirt mit "blessed mummy" gekauft, das ich heute anhatte.

Ich musste dann Urin abgeben. In diesem wurden Blut, Leukozyten und Eiweiß festgestellt. Die Arzthelferin sagte, das sei gar nicht gut und dürfe eigentlich nicht sein. Sie vermutete, dass ich wohl zu wenig getrunken und eventuell einen Magen-Darm-Infekt habe. Mit einem Kopfschütteln lief sie davon. Ich war so beunruhigt und fühlte mich in den weiteren 40 Minuten Wartezeiten alleingelassen. Ich informierte meinen Mann, dass irgendwas nicht stimmte. Eigentlich war ich ein positiv denkender Mensch. Aber in dieser langen Zeit hatte mein Kopf genügend Spielraum, um sich viele schlimme Dinge auszumalen. Dass mein Baby nicht mehr leben könnte, dieser Gedanke kam nur ganz kurz.
Endlich im Untersuchungsraum angekommen, beruhigte mich die Ärztin damit, dass meine Blutergebnisse alle perfekt seien und ich eventuell nur Antibiotika nehmen müsste – das sei zwar nicht toll, aber das könne man dann nicht ändern. „Jetzt will ich endlich sehen, wie es dem Baby geht“ - Ja ich auch!

Während ich aufgeregt auf den Monitor starrte, war mein Puls ziemlich weit oben, aber ich freute mich immer noch. Die Ärztin führte den Ultraschall durch und verzog keine Miene, ihr Gesichtsausdruck war starr und sie schaute mich nicht an. Ich selbst sah, dass mein Baby fast so klein war, wie beim letzten Mal. Ich sah keine Bewegung und keinen

Herzschlag. Und ich sah diesen Gesichtsausdruck der Ärztin, der Bände sprach. Das durfte nicht sein! Ich wollte es nicht glauben, bis sie mich anschaute und sagte, dass es ihr so leid tut, mein Baby habe sich nicht weiterentwickelt. Die Entwicklung sei in der 9. Woche stehen geblieben und es sei keine Herzaktion zu sehen. Meine Tränen ließen sich nicht mehr zurückhalten. Ich sackte in den Stuhl zurück und wollte nur aus diesem Albtraum aufwachen. Doch es war keiner, es war auch kein Missverständnis, das sich bald aufklären würde. Es war die Realität. Ich sagte, dass es doch nicht sein könne, dass mein Baby schon drei Wochen tot in meinem Bauch ist – was für eine schlimme Vorstellung. Und wie kann es sein, dass ich es nicht gemerkt habe? Welche Mutter merkt das nicht?! Warum übergebe ich mich immer noch jeden Morgen, warum habe ich immer noch all die typischen Schwangerschaftsbeschwerden?

„Ja das gibt's, das nennt sich Missed Abortion" war alles, was sie dazu sagte. Ich wusste dann ja jetzt Bescheid. Mehr Zeit für Fragen oder Mitgefühl blieb nicht. Sie fragte noch kurz, in welchem Krankenhaus sie anrufen solle. „In keinem!", dachte ich, „ich will nach Hause - aber mit freudigen Nachrichten ... wie soll ich das nur meinem Mann und den Großeltern sagen?" Aber das Gespräch mit dem Krankenhaus war wichtiger als mit mir, die als Häufchen Elend vor ihr saß, mit einem Scherbenhaus vor sich.

Ich weiß nicht mehr viel von diesem Telefonat. Sie sagte, dass ich gleich kommen und eine Kürettage durchgeführt werde. Ah ja, das erwartet mich also. Ich fragte, ob ich die Ultraschallbilder bekomme, als Erinnerung. Nein, die brauche sie für ihre Unterlagen. „Nur eins?" fragte ich. Nein, das gehe nicht. Daraufhin bin ich ohne ein Wort gegangen und habe diese Praxis nie wieder betreten.

Nur ganz wenige Frauen merken nicht, dass sie einen Abort hatten. Sie fühlen sich, so wie ich, bis zur besagten Kürettage 100% schwanger. Dieses Gefühl ist extrem unwirklich. Ich musste mich noch häufig übergeben und war sehr müde – es war alles, wie in den letzten drei Monaten. Und plötzlich erfuhr ich in der 12. Woche, dass mein Baby schon drei Wochen tot in meinem Bauch war.

Ich rief meinen Mann an, aber mir fehlten für so vieles die Worte. Ich sagte ihm, dass unser Baby nicht mehr lebt, dass keine Herztöne da sind. Da ich laut Ärztin ins Krankenhaus fahren sollte, fragte ich ihn noch, ob er dorthin kommen kann. Unter Tränen und mit der Fassungslosigkeit und Ungläubigkeit fuhr ich ins Krankenhaus, um endgültige Sicherheit zu haben.

Als ich dort meinen Mann traf umarmten wir uns. Doch wir konnten beide nichts sagen. Der Arzt im Krankenhaus bestätigte das Ergebnis durch einen Ultraschall. Mein Mann und ich schauten gebannt die ganzen 5 Minuten auf den Bildschirm. Jetzt sah der Papa sein Baby das erste Mal und wir wussten, es war auch das letzte Mal, dass wir unser Baby sehen würden. Beim ersten Arzttermin war ich in der 7. Schwangerschaftswoche und da habe ich das Herz schlagen gesehen. Doch auf dem Ultraschall sahen wir keinen Herzschlag, nur die Umrisse, wieder keine Bewegung und auch keine Arme oder Beine. Der Arzt sagte, dass mein Baby in der 9.Woche gestorben ist. An diesem Tag hatte ich gerade die ersten 12 Wochen überstanden. Der Arzt gab uns dann auch ein Foto mit, wofür ich so dankbar bin. Ein Foto, die Schwangerschaftsbestätigung, der Eintrag in den Mutterpass und mein Schwangerschaftstest, der aber inzwischen nur noch ein leeres Feld anzeigte. Dazu kam dann noch ein Armband mit meiner Nummer (!) für die Ausschabung, das sollten die einzigen physischen Erinnerungen sein.

Wir hatten das starke Gefühl, dass du, unser Baby, ein Mädchen bist. Wir nannten dich Tarija. Das Foto und das "Ich werde großer Bruder" T-Shirt, mit dem der große Bruder die frohe Nachricht überbracht hatte, sind bis heute in einer kleinen Erinnerungskiste. Wir hatten uns nichts mehr gewünscht als ein Geschwisterchen für unseren großen Sohn und ein Baby, das einen wichtigen Platz in unserem neuen Haus und in unseren Herzen füllen würde. Alles war perfekt. Doch am 06. Februar musste ich dieses Baby gehen lassen. Genau ein Jahr später, auf den Tag genau kam unser drittes Wunder auf die Welt. Es scheint unglaublich – doch wir waren uns schon zuvor sicher, dass es an diesem Tag auf die Welt kommen würde. Weil unser Sternenkind es zu uns geschickt hat. Wer ein Sternenkind hat, versteht die Bedeutung.

Mir war schon immer bewusst, was für ein Geschenk das Leben eines Kindes ist und es war für mich nie selbstverständlich, dass wir noch ein Kind bekommen würden. Wir waren schon immer dankbar für uns und unseren Sohn und diese neue Schwangerschaft, jeden Tag. Unser Leben war bis dahin schon von vielen Höhen und Tiefen gezeichnet. Und die Tiefen überwogen bei Weitem. Ich musste schon mit 23 Jahren den kaum aushaltbaren Schmerz verarbeiten, als mein jüngerer Bruder tödlich verunglückt ist. Nun waren nicht nur meine Großeltern, sondern auch mein Sternenkind bei ihm, der einzige Trost im ersten Moment.

Wir fragten uns immer wieder: Warum müssen wir das auch noch mitmachen? Wir haben schon so viel Schlimmes erlebt, unser Rucksack ist schwer genug. Warum dürfen wir unser Baby nicht kennenlernen? Es gab so viele Fragen und letztendlich half uns auf die letzte Frage nur eine Antwort. Ein großer Dottersack zeigt auf eine Genauffälligkeit hin, irgendwas mit den Chromosomen stimmte nicht - unser Baby wäre wohl schwer behindert gewesen. Bei etwa 60% der Fehlgeburten liegt wohl eine Chromosomenstörung vor. Die Natur hatte entschieden. Dass es so für uns und das Kind entschieden wurde, war das Einzige, was uns in der Trauer etwas geholfen hat.

Nach der Untersuchung im Krankenhaus sagten uns die Ärzte, dass die OP gleich heute Mittag oder am nächsten Morgen durchgeführt werde, das sei für die Psyche am besten. Länger zu warten sei keine Option und eine andere Möglichkeit gab es auf meine Nachfrage hin auch nicht. Ich wusste erst 30 Minuten, dass das Herz meines Kindes aufgehört hatte zu schlagen, mein Mann wusste es grade mal 10 Minuten. Und nun müsse alles ganz schnell gehen? Wie können andere Menschen, auch wenn sie Ärzte sind, ein definitives Urteil darüber fällen, was für meine Psyche in diesem Moment gut ist, ohne meine Geschichte und meine bislang bewältigten Herausforderungen zu kennen? In diesem Moment konnte ich die Aufklärung über die Operation nur über mich ergehen lassen, auch wenn ich spürte, dass ich das nicht wollte. Ich war körperlich anwesend und funktionierte irgendwie. Es wurde dann für mich entscheiden, dass am nächsten Tag um 7:30 Uhr die OP durchgeführt werden würde. Ich wollte nur noch weg. Nach Hause.

Wir holten dann unseren großen Sohn bei seinen Großeltern ab. Der Opa hat auch gleich mit uns geweint, sie fanden keinen Worte und ich wollte nur noch mit meinem Sohn und meinem Mann alle sein. Wir sind dann an unseren Kraftort, den Bodensee, gefahren. Es trennten mich nur noch so wenige Stunden vom nächsten Morgen, sodass ich dringend Zeit für mich benötigte. Und ich wurde das Gefühl nicht los, dass ich eine Zweitmeinung brauchte, ich musste mit jemandem darüber reden. So rief ich zunächst meine Hebamme an, die damals mich und meinen großen Sohn begleitet hatte. Ich erzählte ihr von meiner Überforderung und dem Gefühl, völlig überrumpelt und machtlos zu sein. Außerdem hatte ich den tiefen Wunsch nach einer anderen Möglichkeit, als die OP am nächsten Morgen. Warum könnte mein Baby nicht auf natürlichem Weg zur Welt kommen? Wenn die Natur so entschieden hatte, sollte die Natur es auch zu Ende bringen – nicht die Ärzte. Die Hebamme sagte mir, dass ich auf keinen Fall ein Notfall sei, und dass ich mir ruhig ein paar Tage Zeit nehmen könne, um den Schock erstmal zu verdauen. Im Nachhinein weiß ich, wie wichtig diese zwei Tage für uns waren. Zum Glück habe ich auf mein Bauchgefühl und mich vertraut! Das ist in allen Lebenslagen wohl das Allerwichtigste!

Für mich ist es sehr wichtig, meinen eigenen Weg zu gehen - und so war es auch diesmal. Ich sagte den Termin ab, gegen jegliche Widerstände in meinem Umfeld. Die Natur sollte es zu Ende bringen, ich vertraute mir und meinem Körper und nahm mir die Zeit für den bewussten Abschied. Auch mein Mann und mein Sohn redeten mit dem Baby und streichelten den Bauch. Wir alle hatten Raum und Zeit, um diesen Verlust zu realisieren und Abschied zu nehmen.

Doch mein Körper signalisierte mir weiter eine intakte Schwangerschaft und daher kam ich um die OP nicht herum, aber ich konnte mich dann selbst bewusst dafür entscheiden. Das Gefühl des Abschiednehmens und die Wartezeit waren fühlten sich enorm schwer an, aber all das löste auch ein Gefühl der Befreiung in mir aus. Ich hatte realisiert, dass mein Baby tot war. Und nun wollte ich wieder ins Leben finden. Das zeigt mir besonders, dass dieser Weg des Abschieds der Richtige für mich war.

Es war meine allererste Operation in meinem Leben. Ich bekam eine Nummer ans Handgelenk ohne Namen, alles war sehr unterkühlt und mein Mann und ich wussten nicht mehr, worüber wir sprechen sollten. Unsere Hände lagen auf meinem Bauch. Bei meinem Mann kullerten ab und zu ein paar Tränen. Dann wurde die OP durchgeführt, die grade mal eine halbe Stunde dauerte. Es war vorbei. Ich blieb mit einer großen Leere zurück, aber ich fühlte mich auch erleichtert. Ich hätte eigentlich sofort nach Hause gewollt, musste aber noch ein bisschen liegen bleiben. Und obwohl der Arzt sehr unterkühlt war, traute ich mich, ihm Fragen zu stellen. Es kostete mich Überwindung, aber es ging ja um mein Kind. Ich fragte ihn, ob es ein Junge oder ein Mädchen war. Er antwortete mir, dass man das doch nach der Ausschabung nicht mehr erkennen könne. Ich wollte noch wissen, was mit meinem Kind passiert, aber er antwortete nur „na, was für eine Frage - was soll wohl mit ihm passieren?!" Darauf wusste ich nicht mehr als ein „Hmmm". Ich zog mich um und ging nach Hause. Mehr Fragen habe ich mich nicht mehr getraut zu stellen.

Wir holten unseren großen Sohn ab und kuschelten uns auf das Sofa. Bis ich wieder zu Kräften kam vergingen ein paar Tage. Mein Mann und auch mein Sohn waren mir natürlich eine große Stütze. Mein Sohn füllte die zunächst hinterbliebene Leere sofort mit all seiner Lebendigkeit sofort wieder. Das Leben stand nicht still, sondern lief weiter. Er verzauberte die dunklen Momente in Dankbarkeit dafür, dass er da ist, dass wir ein Kind an der Hand haben und er einen Schutzengel im Himmel.
Dieses Baby hat immer einen Platz in unserer Familie. Und dadurch, dass der Geburtstag meines dritten Kindes und sein Todestag identisch sind, sind wir uns bewusst, wie nah Glück und Schmerz beieinander liegen können. Heute sind wir unendlich dankbar für unsere zwei Söhne an der Hand, unsere Sternenkinder und meine fünfte Schwangerschaft und so einige Schutzengel im Himmel, die immer ihren Platz in unseren Herzen haben.

Kurz bevor dieses Buch für Sternenmamas erschien, erlebte ich meine zweite Fehlgeburt. Es war zwar noch in der Frühschwangerschaft, aber es tat dieses Mal besonders weh.
Wir hatten großen Respekt davor noch ein drittes Kind zu bekommen, denn der Verstand mischte sehr stark mit. Und trotzdem hatten wir

das Gefühl, dass da noch jemand zu uns kommen möchte. Obwohl wir darüber nicht mit unserem 5-jährigen Sohn gesprochen hatten, fragte er aus dem Nichts plötzlich jeden Tag, wann wir ein Baby bekommen. Und er widerlegte alle Gegenargumente. „Wieso denn auch nicht? Ich helfe und mache mit bei allem, du musst nur kochen und es darf in meinem Bett schlafen." Morgens fragte er uns, ob wir gekuschelt haben und wann das Baby kommt. Er malte ein Baby auf sein Vision Board, er schlug Namen vor. Er spürt einfach so wahnsinnig viel.

Wir entschlossen uns, dem Universum einfach nochmal einen Versuch zu geben, einen einzigen. Wenn dann wirklich jemand zu uns kommen möchte, ist das die Chance. Wer weiß, ob es weitere gegeben hätte – aber das Universum nutzte seine Chance. Ab diesem Tag fragte unser Sohn nicht mehr nach. Ich wusste ab dem Geschlechtsverkehr, dass es geklappt hatte, ich hatte sogar den Namen im Kopf: Alea. Mir wurde auch bewusst, was ich für ein starkes neues Körperbewusstsein habe.

9 Tage danach spürte ich ein Stechen und vermutete, dass es der Einnistungsschmerz war. Meine Intuition war die letzten Monate so stark geworden. Ich hatte dann auch gleich meine ersten typischen Schwangerschaftsanzeichen, denn meine Haut sah sehr schlecht aus und ich war permanent müde. Also war es nach einiger Zeit soweit und der Schwangerschaftstest war positiv. Mein Mädchen war unterwegs, da war ich mir ganz sicher. Die Berg- und Talfahrt startete. Vom Berg ging es nämlich schnell ab ins Tal. Es fing mit Schwindelgefühlen und Blutungen an. Irgendwann kam mein großer Sohn auf meinen Schoß und kuschelte sich eine halbe Stunde an mich, ohne dass wir ein Wort sprachen. Welch kostbare Seele wohnt da nur in ihm!?

Da wusste ich, dass sich sein Wunsch nicht erfüllen würde. Später fragte er mich noch, was für einen Baum wir im Garten pflanzen können. Mir gefiel der Gedanke an einen rosa Strauch - für meine Mädchen.

Abends verlor ich dann das kleine Menschlein. Dieses Mal brachte es mein Körper selbst zu Ende. Es geschah im Krankenhaus und die Ärztin zeigte es mir. Was blieb, waren wieder Fragen: Liebes Universum was möchtest du mir damit sagen? Ich habe mich entschieden, dem Leben wieder zu 100% zu vertrauen. Ich habe dir die Chance gegeben, dass noch ein kleiner Mensch zu uns kommen darf. Warum hast du ihn uns wieder weggenommen?

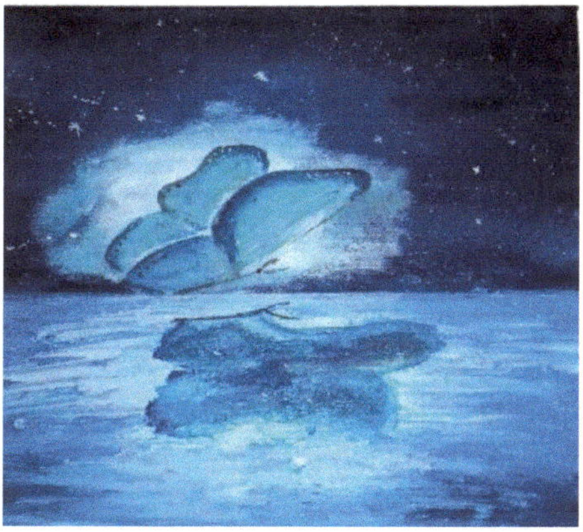

Wir können nur daran glauben, dass das Leben aus einem guten Grund für uns entschieden hat.

Mir hat das Malen immer sehr geholfen und Gespräche mit einer lieben Freundin. Das Bild ist nach meiner 2. Fehlgeburt entstanden.

Das war meine 4. Schwangerschaft. Der Arzt sagte mir bei der Nachuntersuchung, dass ich meinem Körper vertrauen kann. Er spürt einfach wenn etwas nicht so ist, wie ich sein soll. Ich hätte auch gerade schon wieder einen Eisprung, also funktioniert alles wieder ganz normal. An diesem Abend entstand ein weiteres Wunder😊 Die Tage danach beschlossen wir es bei 2 Kindern zu belassen. Wir wussten, dass das nicht selbstverständlich ist und sind unendlich dankbar. Mit jedem Tag wuchs die Sicherheit, dass wir mit 2 Kindern an der Hand glücklich waren, bis zu dem Tag an dem ich den positiven Test in der Hand hielt. Dieses Mal habe ich nichts geahnt und wir konnten es kaum glauben. Völlig verrückt, wie das Leben manchmal spielt.

Die ersten Wochen ging es mir körperlich sehr schlecht und psychisch war ich natürlich sehr angespannt. Mittlerweile bin ich in der 17. Woche und die Ängste sind kaum mehr da. Wir freuen uns auf dieses ganz besondere Wunder, dass sich da unbedingt auf den Weg zu uns machen wollte.

Ich bin unendlich dankbar für alle meine Erfahrungen, die ich durch meine Sternenkinder machen konnte und die ich durch meine Kinder machen konnte und kann. Sie haben mich unglaublich stark gemacht und mich immer mehr zu mir selbst und meiner Intuition geführt- und in ein tiefes Vertrauen zu mir selbst und dem Universum.

Alles Liebe, Jennifer Merkle

TRÄNEN SIND DAS BAD DER SEELE

Mein Mann und ich wurden mit 23 Jahren noch im Studium erstmals Eltern. So waren wir auch nach unserem 2. Kind noch relativ jung. Als unser Jüngster 2 Jahren alt war, wuchs der Wunsch nach einem 3. Kind. Es war nicht so ganz begründbar, eher das Gefühl, dass noch etwas fehlte. Heute würde ich mit einem Augenzwinkern sagen: „Aus geometrischer Sicht erhalten wir erst ab drei Punkten eine stabile Form." In unserem Umfeld waren bis dahin nur Familien mit zwei Kindern präsent. Irgendwann wagten wir es dann und ließen uns überraschen. Es war eine aufregende Phase, da ich gerade mein erstes Buch geschrieben hatte, nun wieder zurück in meinem regulären Beruf als Informatikerin war und darauf wartete, wie es weitergehen würde. Die Freude war groß, als dann klar war, dass wir unser 3. Kind tatsächlich erwarteten. Ich erzählte es meinen engsten Kollegen, Freunden und der Volleyballmannschaft bereits in der 5. Woche. Ich bin nicht abergläubisch und pflege in allen Themen einen sehr offenen Umgang. Die Wochen vergingen ohne Aufsehen. Ich pendelte wie zuvor 1 ½ Stunden hin und zurück zu meinem Arbeitsplatz und holte anschließend die Kinder von Kindergarten und Schule ab. Doch ich merkte, wie diese Fahrerei anstrengender wurde. Ich war sehr oft müde und wollte im Zug am liebsten einschlafen. Noch dazu war es immer ein Wettlauf mit der Zeit, denn der erste Zug den ich nehmen konnte, war auch der letzte, um pünktlich zu kommen – und leider gab es oft Verspätungen.

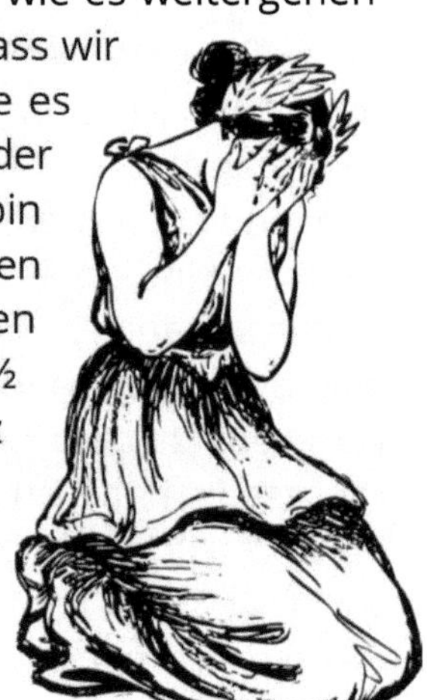

In der 10. Woche bekam ich plötzlich eine leichte Blutung. Ich wusste, dass das manchmal vorkommt, allerdings kannte ich es von meinen anderen Schwangerschaften nicht. Ich wurde unruhig, wollte aber noch abwarten. Mir fiel auf, dass ich seit Beginn der Schwangerschaft das Wort „Fehlgeburt" im Kopf hatte. Es war keine richtige Angst, nur dieses Wort, das mir regelmäßig in den Sinn kam. Als es nach zwei Tagen immer noch auftrat, ging ich zum Arzt. Ich lag dort und die Ärztin starrte auf den Bildschirm. Stille. Gefühlte fünf Minuten schaute sie, ohne etwas zu sagen. Ich spürte, wie mein Herz immer schneller schlug. Ich wusste, was ihr Blick zu bedeuten hatte. Endlich sagte sie etwas. Sie sähe keinen Herzschlag. Die Worte hallten in meinem Kopf. Ohrenbetäubendes Rauschen. Was heißt das für uns? Was passiert jetzt? Wie gehe ich damit um?

Mir wurden die nächsten Schritte mitgeteilt. OP. Am besten morgen noch. Ich könne es auch noch mal im Krankenhaus prüfen lassen. Ich verabschiedete mich. Vor dem Haus brach ich in Tränen aus. Ich rief alle mir wichtigen Menschen an, konnte aber kaum einen Satz sagen, ohne zu weinen.

Mein Mann kam von der Arbeit, nahm mich in den Arm und kümmerte sich dann darum, den Tag mit den großen Kindern zu organisieren. Ich lief drei Stunden durch den Wald. Immer wieder weinte ich. Doch mit jeder Stunde spürte ich, dass die Tränen weniger wurden und mich wieder Zuversicht durchflutete. Am Abend war ich bereits soweit, normal sprechen und lachen zu können. Die Zeit und die Gedanken im Wald hatten mir geholfen. Ich hatte erkannt, welch großes Wunder mein Körper vollbracht hatte, einen nicht lebensfähigen Menschen zu erkennen und gehen zu lassen. Dieses kleine Menschenkind hatte schon einen großen Dienst geleistet, obwohl es nicht geboren wurde. Ich entschied mich, ausschließlich auf das Positive zu schauen.
Abends las ich die Zeilen aus meinem Buch, denn dort hatte ich mich bereits mit diesem Thema befasst und darüber geschrieben.
„Jedes Leben hat einen Sinn. Es hinterlässt Spuren der Liebe für die Nächsten."

Der Tod eines geliebten Menschen kann mich tief treffen. Er berührt mich tief und lässt mich tief trauern. Doch es ist genau diese Tiefe, die mein Leben so lebenswert macht. So tief ich trauern kann, so tief kann ich auch lieben. Denn tiefe Liebe gibt es nicht ohne tiefe Trauer. Auch sie sind zwei Seiten einer Medaille. Würde ich das eine nicht kennen, könnte ich das andere nie leben.
Nach tiefer Trauer kommt tiefe Liebe. Diese Tiefe transformiert mich. Nun wertschätze ich mein Leben neu. Nun schenke ich auf eine ganz neue Art Liebe und Mitgefühl. Ich werde neugeboren."

Schon damals hatte ich geweint. Die Worte wirkten wie Balsam für meine Seele. Ich wusste, dass es heilsam für mich sein wird, mich voll und ganz der Trauer hinzugeben und nichts davon zurückzuhalten.

Am nächsten Tag war ich bereits so fit, dass ich nun meinem Mann beistehen konnte, als er realisierte, dass unser drittes Kind von uns gegangen war. Wir gingen abends gemeinsam essen und ich erzählte ihm meine Gedanken zu unserem Kind. Ich sagte zu ihm: "Ich möchte, dass wir diesen Tag jedes Jahr als unseren Familientag feiern. Es soll ein Tag der Freude werden, der uns immer daran erinnert, was für ein kostbares Geschenk unser Leben ist. Heute sehe ich unsere drei Kinder voller Stolz vor mir." Und ohne, dass ich damit gerechnet hatte, stiegen ihm plötzlich die Tränen in die Augen. Wir bezahlten und saßen lange auf einer Bank in der Dunkelheit. So traurig es war, so gefasst war ich doch und fühlte einfach nur unsere Verbundenheit und die Stärke, die wir in diesem Moment gemeinsam aufbauten.
Am dritten Tag wachte ich mit einem großen Strahlen auf. Erst dachte ich, jetzt wäre ich vollkommen verrückt geworden, denn ich musste ständig lachen und fühlte mich so stark wie selten zuvor. Freunde, die bereits von der Schwangerschaft wussten, sprachen mich an und teilten mir ihr Beileid mit. Doch statt traurig zu sein, war ich fröhlich. Ich irritierte die anderen, weil jeder von mir nach drei Tagen erwartete, immer noch zu trauern.
Am vierten Tag war ich dann mit einer Freundin verabredet, die vor zwei Monaten ihr zweites Kind bekommen hatte. Ein kleines, niedliches Baby. Ich freute mich unglaublich. Während die meisten Frauen den Kontakt zu Neugeborenen die ersten Monate oder länger meiden, machte mich dieses kleine Baby nicht traurig. Ich sah es an und freute mich unglaublich über dieses wundervolle Leben. Welch ein Wunder der Natur! Welch ein unglaubliches Geschenk!

Wir gaben ihr einen Namen: Elea. Wenige Tage vor ihrem Tod hatte ich diesen Namen geträumt. Nun erschien er mir genau richtig für sie. Nach zwei Wochen erzählten wir es unseren Kindern (7 und 3 Jahre alt) kindgerecht. Sie wussten nicht, dass wir noch ein Kind erwarteten. Sie stellten viele Fragen und wollten ganz genau verstehen, warum es nicht leben konnte. Seitdem wünschen wir ihr jeden Abend eine schöne Nacht und wissen sie im Herzen bei uns. Die zwei erzählen ihr auch häufig beim Einschlafen, was sie Schönes am Tag erlebt haben.

Alles ohne Trauer. Sie wissen, dass sie noch eine Schwester haben, die ihren Beitrag zum Wachstum der Familie auf eine andere Weise geschenkt hat. Heute schaue ich jeden Tag voller Stolz und Freude auf drei Kinder an unserer Hand und ein Kind im Herzen.
Die schwierigste Entscheidung war wohl, nicht dem Wunsch der Ärzte zu folgen, sondern meiner Intuition. Der OP-Termin wurde mir direkt vor die Nase gelegt, obwohl ich in diesem Moment schon wusste, dass ich das nicht machen würde. Ich schlief noch eine Nacht darüber, dann sagte ich den Termin ab. Es folgte eine Woche mit Blutungen und schließlich 10 Minuten kurze Spannungen im Bauch. Sicher ist es nicht ratsam, die Meinung der Ärzte gänzlich zu ignorieren. Ich traf diese Entscheidung in Rücksprache mit meiner Hebamme und in dem Wissen, dass ich körperlich top fit und gesund bin. Für mich war es daher der beste und einzig richtige Weg. Mein Körper konnte sich in seinem Tempo von allem lösen, was er in der Schwangerschaft aufgebaut hatte, also auch alle Hormone produzieren, die signalisieren, dass es zu Ende ist. Tatsächlich blieb noch etwas zurück, das sich dann aber während der ersten Regelblutung löste. Heute bin ich so dankbar und stolz auf meinen Körper und seine Leistung.
Aus der tiefen Trauer wurde ich mit unglaublicher Stärke neugeboren. Als Paar hat es uns gestärkt und noch mehr zusammengeschweißt.

Jeder von uns ist fähig, Trauer hinter sich zu lassen. Wenn ich sie tief, ohne Scham durchlebe, kann ich sie in unglaubliche Kraft verwandeln und voller Freude daran wachsen. Ich durchlebe sie am besten in einem geschützten Raum und nehme mir dafür so viel Zeit, wie ich brauche. Die Trauer darf da sein, aber ich wachse darüber hinaus. Wenn ich später an diese Situation denke, werde ich lächeln, weil die Erkenntnis, daran gewachsen zu sein, stärker ist als der damalige Schmerz. Deshalb sind Tränen für mich das Bad der Seele. Sie reinigen mich von innen.
Ich wünsche dir von ganzem Herzen, dass du das Licht in der Dunkelheit und dieses Erlebnis als dein Wachstum erkennst.
Diese Erfahrung brachte mich auch in die Situation, mit vielen Frauen darüber zu sprechen. Viele erzählten, dass sie dies auch erlebt hatten und in der Regel ins Krankenhaus mussten. Besonders schwierig war das Gespräch mit Schwangeren. Ich merkte, dass es ein Thema größter Angst in dieser Phase ist und nur wenige mit mir ausführlich darüber sprechen wollten.

Dazu habe ich einige Gedanken:
Ob ein Kind lebt oder während der Schwangerschaft stirbt, können wir nicht beeinflussen. Es wurden schon Millionen Kinder geboren, deren Mütter während der Schwangerschaft rauchten, tranken oder sogar Drogen nahmen. Ebenso wurden zahlreiche Frauen schwanger, obwohl sie alle Verhütungsmittel korrekt einnahmen. Wenn ein Kind leben will und den Eltern Wachstum schenkt, dann wird es den Weg ins Leben trotz aller Widrigkeiten finden. Eine Fehlgeburt ist nicht unsere Schuld. Wir können die Schwangerschaft positiv gestalten, uns Ruhe gönnen und auf uns achten, aber der Rest liegt nicht in unserer Hand. Diese Verantwortung können wir abgeben.
Was bedeutet dann eine Fehlgeburt für mich, wenn ich angenommen habe, dass ich am Ende keinen Einfluss darauf habe?

Eine Fehlgeburt bedeutet großes Wachstum. Es ist ein Moment tiefster Trauer, doch wenn ich dieses Erlebnis nicht runterschlucke, sondern jedes Gefühl zulasse, dann verwandelt es sich in große Stärke. Durchlebe ich jedoch den Schmerz nicht, verwandelt es sich in einen sehr belastenden Schmerzkörper, an dem viele Beziehungen zerbrechen.
Ich weiß, dass jede Frau diese Angst während der Schwangerschaft spürt. Als Mutter müssen wir von Anbeginn lernen, mit der Angst, unser Kind in irgendeinem Moment zu verlieren, umzugehen. Es ist unser Wachstum, schon in der Schwangerschaft zu lernen, die Verantwortung über Leben und Tod abzugeben und anzunehmen, dass hier etwas Größeres wirkt, das wir unser gesamtes Leben lang nicht beeinflussen können. Wir können nur unser Bestes geben und unserem Kind jeden Tag unseren Segen schenken, ebenso achtsam mit seinem Leben umzugehen und immer eine schützende Hand in der Nähe zu haben.

Alles Liebe, Leonie Malinowski

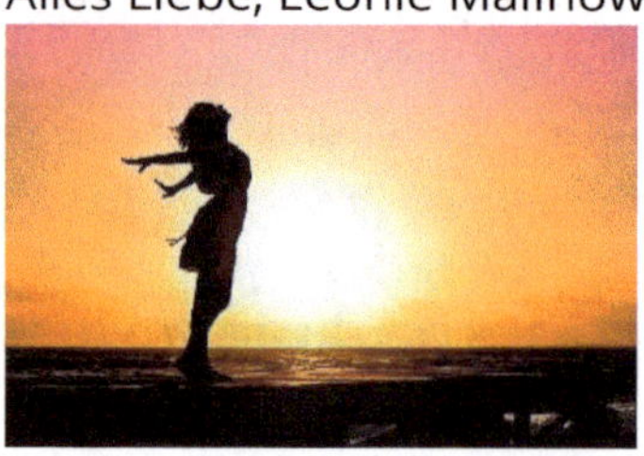

Meine Schwangerschaft am falschen Platz

Nachdem meine Periode nicht kam habe ich mir eine Woche später einen Test besorgt, der auch sofort positiv war. Nachdem ich es meinem Mann erzählt habe, haben wir zur Sicherheit gleich noch einen gemacht, auch positiv. Ich bin dann noch zu einer Sitzung von der Arbeit gegangen und habe meiner Freundin Bescheid gesagt. Am Abend haben mein Mann und ich erste Pläne geschmiedet und uns sehr gefreut.

Einen Tag später sind wir morgens direkt zum Arzt, ich arbeite in einer Kinderkrippe und darf nicht arbeiten, bis ich weiß, welche Immunitäten ich habe. Natürlich habe ich auf der Arbeit schon Bescheid gesagt.

Beim Arzt dann die erste Ernüchterung, man sah nicht wirklich was, nur etwas Verformtes. Der Arzt meinte sofort, er vermute entweder, dass die Schwangerschaft jünger als gedacht ist, nicht intakt oder eine Eileiterschwangerschaft. Ich war geschockt und konnte auch nicht mehr nachfragen, dachte aber, man sieht ja was in der Gebärmutter, also wird es wohl okay sein. Ich war aber so unsicher, dass ich das Bild der Cousine meines Mannes geschickt habe, die Hebamme ist, auch hier keine Entwarnung. Ich habe beim Arzt einen späteren Termin bekommen, wie sollte ich diese Zeit nur aushalten? Am Tag nach der Untersuchung kam zum ersten Mal minimal Blut, ich habe mir da noch nichts dabei gedacht, das kann nach der Untersuchung ja mal passieren. Ich stand die ganzen Tage zwischen Freude, Angst, Hoffnung und irgendwie auch Unsicherheit. Der 04. Mai war endlich da, an diesem Morgen hatte ich wieder etwas geblutet. Mir schlug das Herz im Wartezimmer bis zum Hals, gegenüber saß eine hochschwangere Frau. Ich war so voller Angst und einfach froh, dass mein Mann bei mir sein konnte. Ich wurde diesmal von einer Ärztin untersucht, die Gebärmutter sah anders aus und das Gebilde war weg, stattdessen rief sie den Arzt dazu und beide waren sich einig, es ist Flüssigkeit im Bauch und der Eileiter verdickt. Ich sollte sofort ins Krankenhaus.

Ich stand unter Schock und wir sind direkt weiter dort hin, die Cousine meines Mannes hatte gerade Dienst und hat uns zu allen Untersuchungen begleitet. Der Eileiter war verdickt, der HCG-Wert ist nicht so angestiegen, wie er sollte. Ich wurde für den nächsten Tag auf die OP-Liste gesetzt und musste bleiben. Ich konnte nur weinen, war schockiert und auch für meinen Mann war die Situation extrem belastend. Ich wurde auf mein Zimmer gebracht und wir haben unseren Eltern Bescheid gegeben, die längst auf eine Nachricht gewartet haben. An diesem Mittag wurde ich von zwei weiteren Ärzten untersucht. Es kam dann auch schon der Anästhesist und besprach die OP mit mir. Danach kam der diensthabende Gynäkologe fürs Wochenende, er sagte die OP ab, ihm wäre der Eileiter nicht verdickt genug. Ein weiterer Schock, ich wollte alles so schnell wie möglich hinter mich bringen. Ich wollte nach Hause, wusste nicht, wie es weitergeht.

Ich lag also nun in einem Einzelzimmer auf der Entbindungsstation und das direkt neben dem Stillzimmer, hörte zwischendurch Babys und war unendlich traurig, alles war so unwirklich. Über das Wochenende wurde ich täglich mehrmals untersucht und durfte sonntags endlich heim, nachdem der HCG-Wert stabil blieb und der Eileiter sich nicht veränderte.
Ich sollte montags wiederkommen, und statt der OP sollte ich mit MTX behandelt werden, einem Chemotherapie Medikament, das in anderen Ländern bei Eileiterschwangerschaften das Mittel der Wahl ist. Montags wurde wieder Blut entnommen und für Dienstag dann das Medikament auf mich abgestimmt bestellt. Es gab dienstags dann 3 Infusionen, einmal Vomex gegen Übelkeit, dann MTX und dann noch Kochsalz. Über die Woche dann alle 1-2 Tage zur Kontrolle der Werte ins Krankenhaus, es war eine sehr zermürbende Zeit für uns und der Wert sank nicht, nein er stieg sogar weiter. Ich hatte solche Angst, was passiert in mir, wie geht es weiter, doch noch eine OP, kann der Eileiter dann erhalten werden, bekommen wir jemals ein Kind? Ich hatte nach der Gabe von MTX eine Woche sehr starke Blutungen und Schmerzen, nach einer Woche wurde ich dann vom Chefarzt untersucht und bekam ein zweites Mal MTX, mir wurde allerdings gleich gesagt, dass, sollte es diesmal nicht anschlagen, ich nicht um eine OP herumkäme. Zum Glück schlug es an! Anfang Juni war der HCG-Wert unten und 2 Wochen später bekam ich meine Periode wieder. Ich musste hochdosiert Folsäure nehmen und durfte mindestens 3 Zyklen nicht

schwanger werden. Im August war ich zur Verabschiedung der Sternenkinder der letzten Monate. Für mich war es der Abschluss, den ich gebraucht habe. Es flossen viele Tränen, aber ich konnte nun wieder nach vorne schauen.
Mein Mann und ich haben beschlossen, noch 2 Zyklen länger zu warten, und im ersten Zyklus, den wir nicht verhütet haben, wurde ich sofort schwanger. Die Angst war riesig, aber alles ging gut und mein kleines Wunder wird nun ein Jahr alt.

Ich möchte anderen Frauen einfach Mut machen. Manchmal hilft es, sich andere Meinungen einzuholen, nicht den konventionellen Weg zu gehen. Mir hat diese Behandlung zwar viel psychisch abverlangt, dennoch konnte dadurch mein Eileiter erhalten werden und ich hatte somit höhere Chancen auf eine funktionierende Folgeschwangerschaft. Trotz der Angst und des erhöhten Risikos einer erneuten Eileiterschwangerschaft, haben mein Mann und ich uns dazu entschieden, es wieder zu versuchen. Im ersten Reflex war ich dazu eher nicht bereit; zu groß war meine Angst. Hier hat mich mein Mann sehr unterstützt und mir immer wieder Mut gemacht. Mir ist auch nochmal bewusst geworden, welche wahren und echten Freunde ich habe. Sie hatten immer ein offenes Ohr für mich.
Mein Mann und ich haben oft über unsere Ängste und das Erlebte gesprochen und gemeinsam eine Erinnerungskiste angelegt. Gerade für ihn war einfach auch viel Angst um mich dabei. Wir waren auch oft gemeinsam auf dem Friedhof, an dem die Sternenkinder verabschiedet wurden und es gibt dort einen schönen Platz zum Trauern, wunderschön angelegt. Für uns war unser Regenbogenbaby einfach das größte Wunder, denn wir wussten, eine Schwangerschaft endet nicht unbedingt in der Geburt eines gesunden Babys. Wir sehen viele Dinge nicht mehr als so selbstverständlich wie vorher. Wir sind froh, dass wir gesund sind und unsere Ängste hinsichtlich einer erneuten Schwangerschaft durch viele Gespräche ablegen konnten und so tatsächlich eine gesunde Tochter bekommen haben. Meine Mama war in dieser Zeit eine wichtige Stütze für mich, sie hat ebenfalls eine Eileiterschwangerschaft hinter sich. Sie konnte mir viel helfen, und da ich eben da bin, wusste ich, es gibt Folgekinder und das eben auch manchmal schneller als erwartet.

Kathrin S.

CAN- MEINE SEELE

Ich heiße Yasmin, bin 32 Jahre alt und Mama von zwei Sternenkindern und einer gesunden, wunderbaren Tochter.
Vor vielen Jahren zog ich mit meiner Großmutter in die Türkei (ich wuchs bei ihr und meinem Stiefopa auf, er war Türke). Dort lernte ich den Vater meines Sohnes kennen. Kurze Zeit später stellte ich fest, dass ich schwanger bin. Es war keine geplante Schwangerschaft, aber trotzdem freute ich mich. Ich hatte eine beschwerdefreie Schwangerschaft. Seelisch ging es mir allerdings nicht sehr gut.
Nach und nach zeigte der Kindsvater eine Seite an sich, die ich bis dahin nicht kannte. Er kam spät nach Hause, er trank zu viel und er war gewalttätig. Somit verlief meine Schwangerschaft nicht gerade stressfrei. Ich trennte mich von ihm, als ich ca. im 6. Monat schwanger war.

Der Stress fiel von mir ab und ich freute mich auf mein Baby. Ich ging regelmäßig zur Hebamme im Ort, und wenn es möglich war auch zum Ultraschall. In der Türkei ist man nur krankenversichert, wenn man in einem Arbeitsverhältnis steht oder mit jemandem verheiratet ist, der versichert ist. Somit konnte ich nur zum Ultraschall bei einem privaten Arzt, wenn wir das Geld dafür übrighatten. Bei jedem Ultraschall-Termin wurde mir gesagt, dass mit meinem Sohn alles in Ordnung ist.

Meine Oma und ich shoppten für den kleinen Mann. Wir kauften das Kinderbett und einen Kinderwagen. Voller Vorfreude baute ich zu Hause das Babybett auf. Aber mich beschlich ein komisches Gefühl. Ich konnte mir einfach nicht vorstellen, wie das kleine Wesen dort drin liegt und schläft. Ob es eine Art Vorahnung war? Sowas wie ein mütterlicher Instinkt?

Eines Tages fühlte ich mich komisch. Ich kam nicht zur Ruhe und das Baby schien sich permanent zu drehen und zu bewegen. Ich ging früh ins Bett, in der Hoffnung, wenn ich mich ausruhe, dann ruht sich der Kleine auch aus. Um 23 Uhr platzte meine Fruchtblase. Die Wehen setzten auch schnell ein, waren aber noch gut aushaltbar. Ich weckte meine Großmutter. Sie zog sich an und ging zu einer Freundin, damit ihr Mann mich ins Krankenhaus fahren konnte.

Im Krankenhaus angekommen, ging es mir noch sehr gut. Ich wurde angemeldet und mir wurde ein Bett zugewiesen. Ein Bett von 10 in einem Raum. Drei weitere waren schon besetzt. Und so wurde ich dort liegen gelassen, ganz allein. Zwischendurch kam mal eine Hebamme oder Krankenschwester. Sie kontrollierten regelmäßig den Muttermund und machten mir keine Hoffnung auf eine baldige Geburt. Andere Frauen kamen und gingen. Die Nacht kam mir unendlich lang vor. Gegen 7 Uhr morgens kontrollierte eine Hebamme den Fortschritt und sagte wieder, dass es noch dauern würde. Kurz danach tauchte ein Arzt auf und machte seine Visite. Auch er kontrollierte den Verlauf und sagte, die Hebammen sollen sich beeilen, sonst würde ich das Kind alleine zur Welt bringen. Sie kamen angelaufen und halfen mir hoch, um mich in den Kreißsaal zu bringen. Ich musste zu Fuß dahin gehen und ich dachte, dass das Baby gleich auf den Boden fallen würde.

Im Kreißsaal angekommen, dauerte es nur noch 10 Minuten, bis mein wundervoller Sohn um 7:35 Uhr zur Welt kam. Ich nannte ihn Can. Auf deutsch übersetzt heißt es „Seele“. Meine Seele.

Damals war ich 21 Jahre alt und kannte nur die Geschichten meiner Oma und wie schnell ihre Kinder zur Welt kamen. Für mich waren knappe 8 Stunden unheimlich lang. Heute weiß ich es besser und weiß auch, dass eine Geburt erheblich länger dauern kann.
Nach der medizinischen Versorgung wurden wir in ein Patientenzimmer gefahren. Allerdings nicht ganz angekommen, musste Can auf die Intensivstation gebracht werden, weil er immer wieder blau anlief. Auch bei dem Versuch ihn anzulegen, wurde er blau. Die Ärzte wussten nicht, warum das so ist. Sie hatten in diesem Krankenhaus auch nicht die Möglichkeit, um es herauszufinden. Can wurde am nächsten Tag in ein nahegelegenes Kinderkrankenhaus gebracht, wo er genauer untersucht wurde.
Sein Vater begleitete mich regelmäßig ins Krankenhaus. Etwas, was ich ihm, trotz allem, hoch anrechne. Wir hatten einen Termin mit dem Oberarzt und fuhren also ins Kinderkrankenhaus nach Izmir. Im Gespräch teilte uns der Arzt mit, dass unser Sohn eine Ösophagus

Atresie hat. Das heißt, dass die Speiseröhre sich nicht mit dem Magen verbunden hat. Eine Fehlbildung, die sich in der Frühschwangerschaft bildet. Ein Indiz dafür kann zu viel Fruchtwasser sein.

Den ersten operativen Eingriff hatte Can, als er ein paar Tage alt war. Man versuchte, einfach die Speiseröhre mit dem Magen zu verbinden. Aber der Abstand war zu groß und somit rissen die Nähte. Drei lange Monate lag mein Baby auf der Intensivstation. Besuchen durften wir ihn nur einmal in der Woche. Jede Woche brachte ich also Windeln und eingefrorene Muttermilch hin. Zu Hause durfte ich mir dauernd anhören, dass ich ja noch jung wäre und wir noch viele gesunde Kinder bekommen können. Es wäre nicht schlimm, wenn mein Kind stirbt. Schon damals fand ich diese Aussagen furchtbar, habe aber auch nie weiter darüber nachgedacht.
Eines Tages fuhr ich wieder ins Krankenhaus, wo mir überraschend gesagt wurde, dass mein Baby nach Hause darf. Ich freute mich unheimlich und rief gleich meine Oma an, damit sie mich abholt. In der letzten OP vor seiner Entlassung haben sie Can eine Sonde in den Magen eingesetzt und alle Zugänge zur Lunge verschlossen. Am Hals hatte er ein Loch, wo der Speichel abfließen konnte. Die Ärzte zeigten mir, wie ich mit der Sonde umgehen musste und wie ich den Verband wechseln muss.

Stolz und unendlich froh gingen wir nach Hause. Alle 4 Wochen mussten wir zur Kontrolle wiederkommen. Can wog bei seiner Entlassung 1500 Gramm. Die Ärzte sagten, bei einem Gewicht von 10 Kilo würden sie wieder operieren. Zu Hause lief alles super. Ich musste nachts alle 2 Stunden aufstehen, um Can was zu essen zu geben. Er wuchs und nahm auch gut zu. Can war ein absolutes Bilderbuch-Baby. Die meiste Zeit schlief er. Als er älter wurde, war er immer fröhlich und weinte so gut wie nie. Man konnte ihn leicht zufrieden stellen. Er hat immer gelacht und freute sich über alles und jeden.
Seine Entwicklung hinkte etwas hinterher, aber er lebte und das war für mich das Wichtigste. 1,5 wundervolle Jahre durften wir miteinander verbringen. An einem Junitag mussten wir wieder ins Krankenhaus. Can sollte wieder operiert werden. Diesmal sollte aus dem Dickdarm ein Teil als Prothese zwischen Speiseröhre und Magen gesetzt werden. Die OP dauerte 6 Stunden, aber sie verlief gut.

Es schien, als wenn jetzt endlich alles gut werden würde. Der Tag kam, an dem er das erste Mal Nahrung durch den Mund zu sich nehmen sollte. Aber es traten plötzlich Komplikationen mit der Lunge auf und er musste ins künstliche Koma versetzt werden. Jegliche Versuche, ihn wieder aufzuwecken, schlugen fehl. Ab dann ging alles sehr schnell. Wir waren nun schon seit 6 Wochen im Krankenhaus. Schon bald versagten die Nieren. Der Körper lagerte Wasser ein, aber trotz Medikamenten schied er das Wasser nicht wieder aus. Ich weinte jeden Tag. Sein eigenes Kind da liegen zu sehen. Angeschlossen an allen möglichen Geräten und Schläuchen. Ich werde dieses Bild nie mehr vergessen.Sein Herz setzte immer wieder aus. Immer wieder wurde er reanimiert. Der psychische Druck wurde für mich immer größer. Zwischenzeitig betete ich, dass der liebe Gott ihn doch bitte erlösen sollte.

Eines Tages wachte ich auf und sah, dass die Herzfrequenz bei unter 30 lag. Ich wusste, dass es nichts Gutes zu bedeuten hat. Die Herzfrequenz fiel immer weiter ab, bis das Herz ein letztes Mal schlug und nur noch der langgezogene Piepton zu hören war. Die Ärzte versuchten noch einmal zu reanimieren, aber es war zu spät. Mein Kind war tot. Ich war wie betäubt. Konnte nicht einmal weinen. Dass mein Kind gestorben ist, realisierte ich erst nach der Beerdigung. Die Ärzte wollten noch eine Obduktion machen, aber dem stimmte ich nicht zu. Can hat genug durchmachen müssen. So wurde er 3 Tage später nach dem muslimischen Glauben beerdigt.

Nach dem Tod fiel ich in einen Sumpf von Party und Alkohol. Ich ersoff meine Gedanken regelrecht. Es gibt Tage und Nächte, an die ich mich heute immer noch nicht erinnern kann. Der Zustand hielt ein halbes Jahr an. Zuhause wurde das Verhältnis zu meiner Oma immer schlechter. Es war eigentlich nie gut, aber nach Cans Tod haben wir uns alle verändert. Wir stritten immer mehr, bis meine Großmutter mich eines Tages aus der Wohnung schmiss.

Ich rief meinen Vater an, der mir sofort einen Flug nach Deutschland buchte. Die Tage, bis der Flug ging, verbrachte ich bei Freunden. In Deutschland lebte ich mit meiner Schwester in einer Wohnung. Meine Trauer stand mir oft im Weg. Wenn ich Kinder sah, die in Cans Alter waren, brach ich in Tränen aus. Es gab viele Momente, in denen ich

Suizidgedanken hatte, aber nie den Mut hatte. Ich baute eine Mauer um mich herum auf und verschloss meine Gefühle. Als ich dann meinen Job verlor, wagte ich einen Neuanfang.

Ich zog in eine andere Stadt und suchte mir neue Arbeit. Ich lernte meinen jetzigen Mann kennen. Er holte mich aus diesem depressiven Loch heraus. Er zeigte mir, wie wertvoll das Leben sein kann. Ich fand gute Freunde, mit denen ich über dieses Erlebnis sprechen konnte und so konnte ich auch einiges verarbeiten. Eine Therapie habe ich nie gemacht. Und manchmal frage ich mich selber, wie ich das überleben konnte. Noch heute bricht mein Herz in Tausend Stücke, wenn ich die Geschichte erzähle. Ich denke sehr oft an Can.

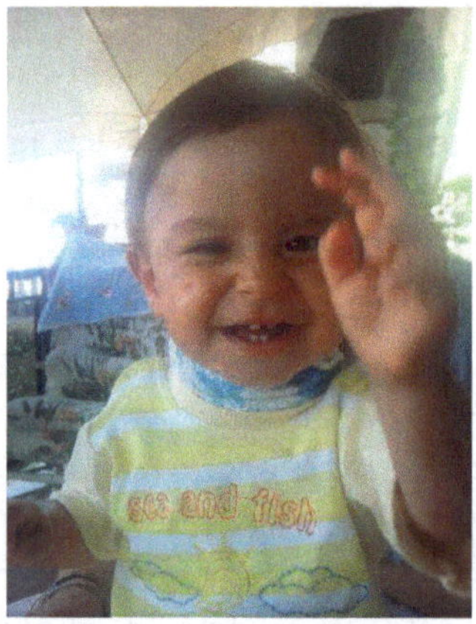

Man lernt, damit zu leben, aber vergessen kann man so etwas nicht. Ich weiß nicht, wo ich heute wäre, wenn ich meinen Mann und meine Tochter nicht hätte. Ich lernte meinen Mann kennen. Für mich gerade rechtzeitig. Ein paar Jahre später kam unsere gemeinsame Tochter Amalia zur Welt. Während ich diese Zeilen schreibe, durchlebe ich eine Fehlgeburt in der Frühschwangerschaft. Wir haben uns sehr über ein weiteres Baby gefreut, aber das Leben hatte wieder andere Pläne. Ich bin in der 6. Schwangerschaftswoche. Ein weiterer Riss in meinem Herzen. Aber ich weiß, wir werden an der Sache wachsen. Zusammenwachsen. Can wird im Himmel auf sein Geschwisterchen aufpassen. Das weiß ich. Und irgendwann sehen wir uns alle wieder.

Liebe Sterneneltern, ich möchte euch Mut machen. So dunkel der Weg auch scheint, irgendwann kommt wieder Licht. Nach jedem Regen kommt ein Regenbogen. Holt euch die Hilfe, die ihr braucht. Trauert, unterhaltet euch mit anderen Sterneneltern, ihr dürft weinen und schreien und alles ungerecht finden, aber versucht immer nach vorne zu schauen.

Liebe Grüße
Yasmin

LIFE ON THE ROAD

Mein Leben als Musikerin ist sehr umtriebig. Ich war bis ich 32 Jahre alt war immer viel unterwegs in Deutschland, Europa und Amerika. Vor zwei Jahren zog ich mit meinem Mann in die Nähe von Köln. Köln hat eine lebendige Kulturszene und es tat außerdem gut sich an einem Ort einzurichten. Langsam kam auch das Gefühl auf, eine Familie gründen zu wollen. Ich war nie eine von den Frauen gewesen, die sich in ihren 20er und selbst Anfang 30 Familie gewünscht hätte, aber langsam wurde das Gefühl plötzlich doch präsent. Um mich herum wurden meine Freundinnen schwanger und mir war klar, dass ich - wenn ich Familie wollte- anfangen müsste zu planen.

Mit 34 versuchten wir zum ersten Mal schwanger zu werden. Und es klappte sofort. Ich wusste irgendwie schon nach dem Sex, dass wir schwanger sein mussten. Es waren Kleinigkeiten, Veränderung in Stimmung und Körper an denen ich es spürte. Ein Schwangerschaftstest ein paar Wochen später bestätigte meine Annahme. Wir waren sehr überrascht und glücklich über diesen schnellen Erfolg. Nichts schien der Familiengründung im Wege zu stehen. In dieser ersten Schwangerschaft war ich zweimal beim Arzt. Das erste Mal direkt nach dem Schwangerschaftstest - da sah man lediglich die Fruchthöhle plus Dottersack im Ultraschall und dann in der 9 SSW. Warum musstest du schon gehen? In der Routineuntersuchung in der 9 SSW sah der Arzt im Ultraschall einen kleinen Embryo, konnte aber leider keinen Herzschlag feststellen. Mein Gynäkologe war sehr lieb und sagte, er würde nach einer Woche nochmal nachgucken, der Embryo sei sehr gut entwickelt und ganz selten könnte es vorkommen, dass vielleicht das Ultraschallgerät nicht gut funktioniere oder der Herzschlag tatsächlich noch nicht sichtbar sei. Aber wahrscheinlich sei die Schwangerschaft nicht intakt. Ich denke, er wollte mir einfach Zeit geben, die Nachricht zu verarbeiten. Im Nachhinein bin ich sehr dankbar für seine Reaktionen, weil ich später von Betroffenen gehört habe, die direkt zur Ausschabung geschickt wurden. Ich bin froh, dass ich eine Woche Zeit hatte, um mich zu verabschieden und zu entscheiden, was ich tun möchte.

Der Befund brachte mich vollkommen aus der Fassung. Mein Körper und meine Hormone hatten mir bis dato gespiegelt, dass alles in Ordnung sei. Es hatte sich doch alles so richtig angefühlt? Mein Mann war bei der Feststellung der Fehlgeburt in der Schweiz unterwegs. Ich hatte Glück, dass ich zu meinen Eltern gehen konnte und meine Mutter Zeit für mich hatte. Ich beweinte meinen „unsichtbaren Verlust" und fragte mich, was ich falsch gemacht hätte. Ich glaube, ich habe mich noch nie so isoliert, so voller Schmerz und so schuldig gefühlt. Obwohl ich rational wusste, dass ich die Fehlgeburt nicht durch Verhalten hätte ändern können. Bei allen Anderen funktionierte es doch auch. Eine Woche später musste ich dann zur Ausschabung. Ich hatte mich vorher bei verschiedenen Ärzten erkundigt, ob ich nicht doch einen „natürlichen Abgang" planen könnte. Der Embryo bzw. das Schwangerschaftsgewebe wurden aber als zu groß, zu viel bemessen und mir wurde von den meisten Seiten zum Eingriff geraten. Auch mein Körper signalisierte mir, dass die Schwangerschaft nicht mehr intakt sei. Aus dem hormongeschwängertem Gefühl war ein Völlegefühl mit Bauchziehen geworden und entschied ich mich dafür, den Eingriff zu machen.

Das Leben musste parallel irgendwie weitergehen und weil ich freiberuflich arbeite und eine Gala Show am Tag nach der Ausschabung lange gebucht war, stand ich nach dem Eingriff direkt wieder auf der Bühne. Es war ein merkwürdiger Mix zwischen Funktionieren, dem Gefühl stark sein zu müssen, ablenken und trauern. Innerhalb der nächsten zwei Jahre folgten weitere Fehlgeburten. Nach der 2ten wurde festgestellt, dass ich väterlicherseits eine Chromosomen Translokation trage, die dazu führt dass mein Erbmaterial zu 50% unbalanciert und demnach nicht lebensfähig ist. Meine Mutter hatte trotzdem ohne Fehlgeburt drei gesunde Kinder bekommen und wir versuchten es nach einigem Abwägen weiter auf natürlichem Weg, da es ja rechnerisch die 50% Chance gibt, dass es klappt.

Nach der 3ten Fehlgeburt wurde auch noch eine Gerinnungsstörung festgestellt, die Fehlgeburten ebenfalls stark bedingt, aber durch Gerinnungshemmer in den Griff zu bekommen ist. Aus dem Gefühl und der Wahrscheinlichkeit heraus, dass wir mit der Medikation noch Chancen hätten und weil ich immer schnell schwanger wurde (vielleicht auch aus Angst und finanziellen Bedenken vor der künstlichen Befruchtung) entschieden wir uns es noch einmal auf natürlichem Wege zu versuchen. Dabei kam noch ein früher Abgang und eine weitere Fehlgeburt in der 8 SSW heraus. Ich war also innerhalb von 2 Jahren 5 mal schwanger und die letzte Schwangerschaft war körperlich und psychisch so belastend, dass wir erstmal einen Schlussstrich gezogen haben.

Die einzige Option, die es für uns noch gibt ist nun die künstliche Befruchtung, die sehr teuer ist und auch keine Garantie bietet. Vielleicht müssen wir uns vom Kinderwunsch verabschieden. Das ist leider auch ein realistisches Szenario.

Von der Trauer in die Kraft, ich habe viel probiert, um mit der Trauer fertig zu werden; weinen, exzessiver Sport, spazieren gehen, auf der Couch liegen, lecker Essen, mir ‚was Gutes' tun, mit Freunden und Familie sprechen. Mein Mann hat mich immer unterstützt und wir haben es geschafft zusammen zu bleiben, obwohl es schwierig ist, wenn Sex plötzlich fast nur noch den Kinderwunsch im Blick hat und die Trauer über die Verluste übermächtig wird. Als besonders belastend empfand ich die Kommentare von anderen. Das Thema ist immer noch so unbesprochen und tabuisiert, dass Freunde und Familie - auch wenn sie helfen wollen- Dinge sagen, die oft verletzen. ‚Du bist doch noch jung und kannst es bald wieder probieren.' ‚Vielleicht war noch nicht der richtige Moment für euch'. Sie verstehen nicht, dass man trauert- über ein Leben, ein Kind, ein Potential, das außer einem noch niemand wirklich bemerkt hat. Corona- bedingt entfielen sehr viele meiner geplanten Konzerte. Die dadurch entstandene Leere ließ das Thema mit voller Wucht auf mich zurückfallen. In mir entstand der Wunsch kreativ zu werden, darüber zu Schreiben und Musik zu komponieren. Mir reicht es nach mehrfacher Erfahrung nicht mehr, im stillen Kämmerlein zu trauern und mich allein zu fühlen.

Ich möchte gerne etwas tun; für mich und Andere, die stumm trauern, sich nicht äussern können oder wollen. Deshalb habe ich **‚Invisible loss'** - ein Musikprojekt gegründet, dass Aufmerksamkeit für das Thema erwirken soll. Ich wünsche mir für dich und mich und alle Betroffenen:

- Mehr Verständnis und Anerkennung in der Gesellschaft für unsere Trauer. Wir trauern um unsere Kinder, egal in welcher Schwangerschaftswoche und das ist komplett legitim. Jede Frau und jedes Paar trauert unterschiedlich und hat ein Recht auf das Trauern. - Bessere Kommunikation und Aufklärung für Partner, Angehörige, Freunde und Familie die helfen wollen, aber nicht wissen wie
- bessere medizinische Aufklärung und Wahlmöglichkeiten. Es kann nicht sein, dass man umgehend ins Krankenhaus geschickt wird. Die Möglichkeit der freien Entscheidung wie „Frau" mit ihrem Körper umgehen will ist -meiner Meinung nachessentiell für den Verarbeitung- und Trauerprozess.

Sara Decker

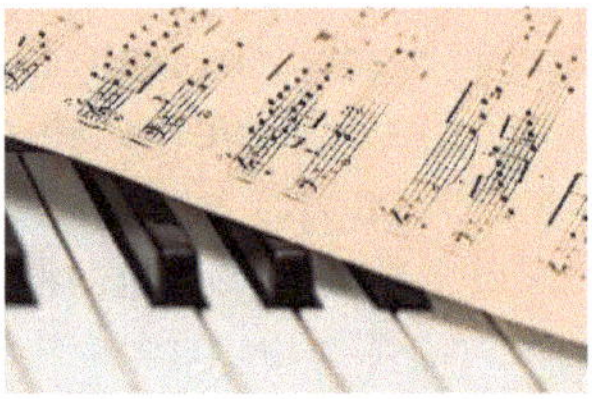

Sara steht auch für die Enttabusierung dieses Themas und nutzt dafür ihre Stimme. Sie hat einen Podcast, bei dem ich auch schon mitwirken durfte und wundervolle Musik für euch geschrieben. Außerdem ist sie bei Instagram zu diesem Thema aktiv. Schaut mal vorbei bei „invisble loss".

Das bittere Ende am Entbindungstermin

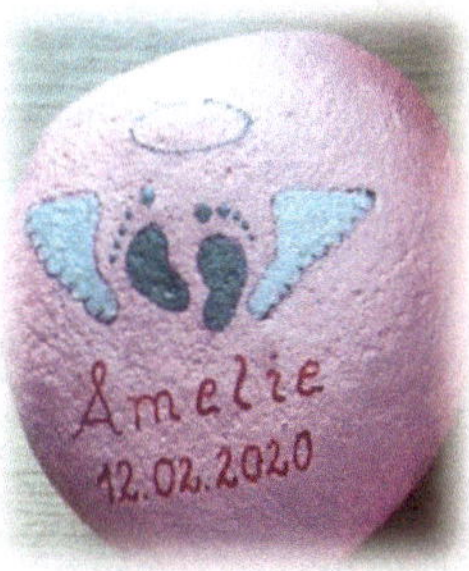

Ja, wir wollten schon immer ein 2. Kind! Unsere große Tochter wurde im März 1 Jahr alt und im Juni hielt ich überraschend einen positiven Schwangerschaftstest in den Händen. Das ging ja jetzt doch sehr schnell! Unsicherheit machte sich breit, ist es zu früh, schaffen wir das mit 2 so kleinen Kindern?

Ein Tag später beim Arzt dann die Sicherheit, dass wir schwanger sind, am 12.2. sollte der errechnete Entbindungstermin sein. Unsere große Tochter wäre also noch nicht einmal 2 Jahre! Aber die Unsicherheit verflog schnell und wich den positiven Gedanken. Wie schön würde es sein, wenn die Beiden einen so geringen Altersunterschied haben, sie werden zusammen groß, spielen zusammen, haben vielleicht die gleichen Interessen...

Die sogenannten ersten 12 kritischen Wochen verflogen und unsere Familien wurden über den neuen Familienzuwachs informiert. Natürlich fiel diese Aufgabe der großen Schwester zu, die ganz stolz ihr T-Shirt mit der Aufschrift: „Ich werde eine große Schwester" präsentierte. Alle freuten sich mit uns.

Da ich mit über 35 Jahren ja zu einer Risikoschwangeren zählte, ließen wir, wie auch bei der großen Tochter schon, eine Fruchtwasseruntersuchung machen. Diese verlief ohne Komplikationen. Dann hieß es warten... .Aber eigentlich waren wir uns sicher, dass alles gut ist, schließlich haben wir ja auch schon eine gesunde Tochter.

Nach einer gefühlten Ewigkeit dann die Nachricht, dass unsere Prinzessin kerngesund ist, ja wir erwarteten wieder ein Mädchen. Die Wochen verflogen, mir ging es, wie auch in der ersten Schwangerschaft, blendend.
Die regelmäßigen Termine waren unauffällig, sie war zwar, wie ihre Schwester auch, wieder eine Zierliche, aber sie wuchs und war gut

versorgt, das ist ja das Wichtigste. Dann kam auch endlich das erste CTG. Und auch da war es wie bei ihrer Schwester: wir mussten suchen. Und da war er unüberhörbar: Der Herzschlag!! Und wieder verflogen die Wochen ohne Zwischenfälle. Unsere Große streichelte regelmäßig den Bauch und küsste ihn und sagte auch „Baby". Was sie wohl wirklich schon verstanden hat? Im Dezember machten wir nochmal einen kleinen Familienurlaub, bevor wir dann zu viert sein würden.

Im Januar erfuhren wir, dass meine Schwägerin eine Fehlgeburt in der 10. Woche hatte, wir wussten bis dahin noch gar nicht, dass sie schwanger war. Ich habe einfach mit ihr geweint, so nah waren Glück und Trauer beieinander. Ich stand neben ihr mit dickem Bauch und sie hat vor 1 Woche ihr Baby verloren. Welch Schmerz und Traurigkeit- dieses Gefühl sollte mich auch noch ereilen. Am 10.2., 2 Tage vor dem errechneten Entbindungstermin, hatte ich wieder einen Termin beim Frauenarzt. Er war im Urlaub und so war die Vertretungsärztin da. Und wie immer war beim CTG alles in Ordnung, beim Ultraschall auch, ich hatte einen Plazenta Reifegrad von 2 (was aber in dieser Schwangerschaftswoche absolut normal sei) und etwas weniger Fruchtwasser, aber auch das sei 2 Tage vor Termin absolut normal. Da die Ärztin aber erst wieder freitags in der Praxis sei und am Mittwoch ja Entbindungstermin wäre und ab da ja täglich kontrolliert werden muss, schrieb sie mir eine Überweisung für das Krankenhaus. Ich fuhr also nach Hause und rief im Kreißsaal an.
Wir sollten am nächsten Morgen kurz vorbeikommen, dann würden sie ein CTG und Ultraschall machen und besprechen, wie es weitergeht. Wir würden dann täglich hinfahren zur Kontrolle oder gleich einleiten.

Unsere Große hat uns nicht so auf die Folter gespannt, sie kam 9 Tage vor Termin.
Der Tag verlief wie alle anderen, es war nichts Besonderes oder Auffälliges. Vielleicht mal ein kleines Ziehen, dabei dachte ich, dass sie sich vielleicht doch noch auf den Weg machen würde, aber auf keinen Fall spürte ich etwas, das mich beunruhigt hätte. Und als unsere Große gute Nacht sagte, kam auch ihre Antwort als „Klopfer" an meiner Bauchdecke.

Am nächsten Morgen brachten wir dann unsere große Tochter zu Oma und Opa und fuhren mit der Gewissheit in die Klinik, dass unsere zweite Tochter heute auf die Welt kommen würde.
Dort angekommen, hat mich die Arzthelferin gleich ans CTG angeschlossen und natürlich zeigte sie sich wieder nicht. Doch auch die Hebamme, die dann kam, fand keine Herztöne. Dann kamen 2 Ärztinnen mit dem Ultraschall-Gerät, der Ultraschall-Kopf zeigte aufs Herz und sie nahm ihn sofort wieder weg. Sie sagte nichts. Es kam die Oberärztin, auch sie nahm den Ultraschall-Kopf, suchte das Herz, da war es, aber keine Bewegung war zu sehen. Die Ärztin sah mich an und sofort schrie ich los, ich konnte nicht anders. Da das ein Raum war, in dem mehrere Frauen zum CTG waren, wurden wir in den Kreißsaal am Ende des Flures gebracht, um dort etwas alleine zu sein. In diesem Kreißsaal wurde unsere große Tochter 2 Jahre zuvor geboren. Irgendwie tat mir das gut, genau hier wieder zu sein.
Ich kann gar nicht sagen, was mir so alles im Kopf rum ging, außer immer wieder
WARUM????? Ein Tag vor meinem Termin!!!!!

Nach einer gefühlten Ewigkeit kam die Oberärztin mit einer Hebamme zu uns.
Sie fragten mich, ob ich nochmal nach Hause möchte oder ob die Geburt gleich eingeleitet werden soll?
Ich fragte mich, wieso sie eine Einleitung machen wollten! Wieso wird nicht einfach ein Kaiserschnitt gemacht? Wieso muss ich eine normale Geburt durchstehen, obwohl mein Kind nicht mehr lebt. Meine Schmerzen würden ja nicht mit einem schreienden Kind belohnt werden. Sie meinten, dass das besser wäre und weniger Risiko für mich bedeutet.
Ok, dann ist das so, aber ich wollte noch mal nach Hause. Dann sollten wir am nächsten Morgen wiederkommen.
Zu Hause angekommen, wollte ich mich nur hinsetzen und einfach nur weinen. Mein Mann hatte irgendwie die Kraft, die Familie zu informieren. Alle dachten, dass sie jetzt zu hören bekommen, dass unsere kleine Prinzessin gesund und munter das Licht der Welt erblickt hat. Es hat uns einfach allen den Boden unter den Füßen weggerissen. Allen fehlten einfach die Worte.

Irgendwie verging der Tag, unsere Große verstand nicht, warum Mama so traurig war und so viel weinte. Sie kam immer und tröstete mich. Ich rief eine Bekannte an, die im Hospizverein ist und mal etwas über den Gedenktag für Sternkinder gepostet hatte. Irgendwie hatte ich das Gefühl, sie wisse, was nun zu tun sein würde. Und so war es dann auch. Außerdem erfuhr ich, dass sie selbst eine Sternenkindmama ist. Sie organisierte für uns den Kontakt zu einem Sternkind-Fotografen und sagte uns jegliche Unterstützung zu. Ansonsten erfuhr es noch niemand. Es wurde Abend, wir gingen schlafen. Irgendwie konnte ich auch schlafen.
Dann war er da, der eigentlich total ersehnte 12.2., das war er aber jetzt nicht mehr. Es sollte der schlimmste Tag meines Lebens werden. Unsere große Tochter zu Oma und Opa und ab ins Krankenhaus.

Die Hebamme nahm uns in Empfang, sie war sehr einfühlsam. Dann kam die Ärztin zwecks Besprechung der Einleitung. Sie müsse mich informieren wegen Cytotec, Risiken und so weiter. Meine Gedanken drehten sich um meine Tochter zuhause, mir dürfe nix passieren, sie braucht mich. Die Behandlung mit Gel könnte länger dauern. Ok, dann dauert es länger, aber ich wollte kein Risiko eingehen. Dann bekam ich die erste Gel-Ration, ich bekam gleich gesagt, dass das jetzt dauern könne. Wenn sich nach ca. 6 Stunden nichts tun würde, bekäme ich nochmal Gel.

Ich kam auf eine Station für glücklose Schwangerschaften, also keine glücklichen Neu-Mamas und Neugeborene um mich herum. Oben angekommen und schon begannen leichte Wehen. Wie auch bei meiner ersten Geburt, strahlten die Wehen in die Oberschenkel.

Wenig später klingelte ich, um ein Schmerzmittel zu bekommen, ich würde alles bekommen, ich müsste keine Schmerzen haben, sagten sie. Zumindest keine körperlichen. Es kam eine Krankenschwester in Ausbildung, sie bemerkte, dass ich noch keinen venösen Zugang habe, daraufhin verließ sie das Zimmer und kam auch nicht mehr. Ca. 30 Minuten später bat ich meinen Mann, doch nochmal nach einer Schwester zu schauen, er kam mit der Stationsschwester und der Info, dass wir in den Kreißsaal gehen sollten. Also wieder runter. Unten angekommen, stand meine Hebamme von vorher wieder da, das ging aber schnell. Sie habe jetzt Feierabend, aber wenn ich möchte, würde sie bleiben und mich begleiten. Ich gönnte ihr den Feierabend, was ich dann kurz bereute, aber nur kurz, denn die Hebamme vom Spätdienst stellte sich dann doch verständnisvoller heraus, als erst angenommen. Schmerzbekämpfung die Erste. Wie auch bei der ersten Geburt war diese erfolglos. Dann wollte ich eine PDA, ich konnte mich nicht aufraffen, es ohne zu schaffen, ich sah keinen Grund, warum ich die Schmerzen aushalten sollte und die seelischen Schmerzen waren schon schlimm genug.

Ich bekam eine PDA. Irgendwie saß sie aber nicht perfekt, eine Seite war taub, eine nicht. Inzwischen war es ca. 17 Uhr, die Hebamme wollte nochmal den Muttermund kontrollieren und dann den Anästhesisten holen, um die PDA besser zu legen. Aber der Muttermund war jetzt schon 9 cm und daher kam kein Anästhesist mehr. 2 Presswehen und unsere Sternen-Prinzessin war da.

Ich bat meinen Mann nachzusehen, vielleicht war ja was zu sehen, warum sie gestorben war. Aber nein, da war nichts!!! Sie sah aus, als würde sie schlafen. Sie hatte ganz rote Lippen, das Bild ihrer Lippen würde ich nie vergessen, so wie auch den Rest meines wunderschönen, süßen und perfekten Babys. Sie sah aus wie ihre große Schwester!! Amelie war 49cm klein, ihr Kopfumfang 31cm und sie war 2130 Gramm schwer und wurde um 17:32 Uhr still geboren. Sie war so perfekt - nur es war kein Leben in ihr!

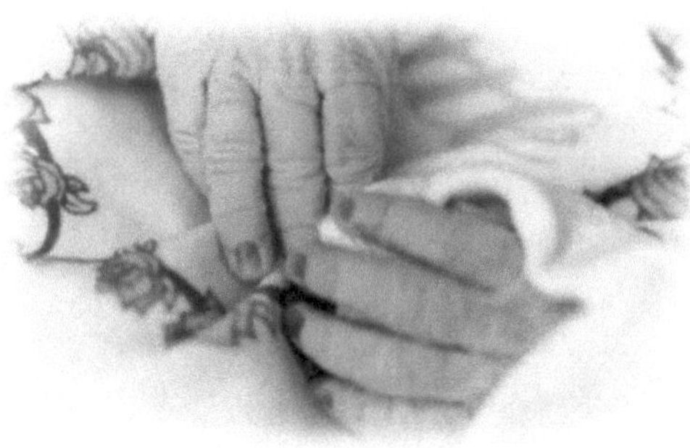

Mein Mann informierte alle und wir gaben allen die Möglichkeit, zu kommen und sich von ihr zu verabschieden. Unsere große Tochter sollte nicht kommen, hoffentlich war es die richtige Entscheidung! Wir informierten auch unseren Sternenkind-Fotografen. Wir mussten noch 2 Stunden im Kreißsaal bleiben, dann durften wir auf Station.

Und da kam dann auch schon der Fotograf! Ich habe Amelie ihr Outfit angezogen, das wir eigentlich für das Babyshooting von einer Freundin nähen ließen. Big Sister und Little Sister.

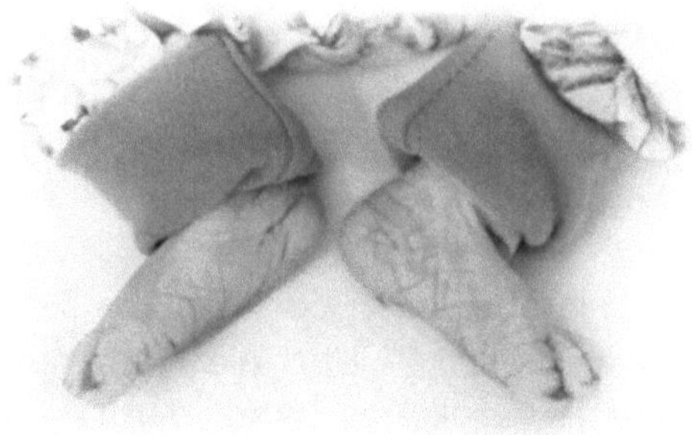

So sollte sie fotografiert werden. Der Fotograf war so ein lieber Mensch, der Umgang mit unserem Sternchen, wie er sie fotografiert hat, einfach alles. Man merkte nicht, dass er ein Sternenkind fotografiert. Nach einer Stunde verabschiedete er sich! Wir sind ihm ewig dankbar für diese wertvollen Erinnerungen.

Dann kamen meine Mutter, meine Schwester, mein Schwager, meine Nichte und meine Schwägerin. Sie alle wollten sich von Amelie verabschieden. Nach einer Stunde verabschiedeten auch sie sich und so hatten wir noch etwas Zeit zu dritt. Gegen 22 Uhr haben wir dann die Krankenschwester gerufen und wir verabschiedeten uns von Amelie. Mein Mann fuhr zu unserer Großen, sie war den ganzen Tag bei seinen Eltern. Ich versuchte, zu schlafen, und bin dann auch irgendwann eingeschlafen.

Am Morgen wurde ich dann nochmal untersucht und es wurde Blut abgenommen, dann durfte ich nach Hause. Der Arzt sprach nochmal mit mir, wie wir uns jetzt entschieden haben zwecks Obduktion. Wir hatten uns mittlerweile dagegen entschieden. Der Gedanke, dass dieser kleine Körper aufgeschnitten wird, war nicht zu ertragen. Hoffentlich die richtige Entscheidung.

Ja, jetzt waren wir Eltern eines Sternenkindes. Das, was man nicht einmal seinem schlimmsten Feind wünscht, hat uns getroffen und immer wieder dieses WARUM!!!!!
Zu Hause angekommen, wollte ich erstmal gar nichts, vor allem nicht reden, nur weinen!!
Unsere Große war erstmal wieder unten bei Oma und Opa. Aber sie wollte dann natürlich auch zu Mama und das durfte sie dann auch! Sie sah mich weinen und kam sofort angelaufen, sie umarmte mich, wollte

mich trösten. „Mama traurig, alles gut!!“ So ein kleines Wesen und so toll, wie sie da reagierte. Sie war da noch nicht ganz zwei Jahre alt. Egal, wann ich weinte, sie kam sofort, um mich zu trösten! Sie war so eine große Hilfe in der Zeit. Auch heute noch! Wäre sie nicht dagewesen, ich weiß nicht, wie das alles verlaufen wäre. Es war jemand da, außer meinem Mann, der mir Halt gab und der mich brauchte, das ließ mich weiterleben und für diesen kleinen Menschen da sein, und ich bin so dankbar, dass sie da ist.

In dieser großen Trauer wird man mit der Aufgabe konfrontiert, die Bestattung zu organisieren. Wir hatten uns sofort für ein Kindergrab entschieden, sodass wir und auch einen Platz zum Trauern haben, an dem wir Amelie ganz nah sind. Die nächste Entscheidung, die man treffen muss, ohne zu wissen, ob es die Richtige ist.

Der Bestatter kam am nächsten Tag zu uns und erklärte den Ablauf. Und er sagte noch, dass er den Sarg dabeihabe und ihn holen könne. Ich bin erstmal erschrocken, aber so konnten wir den Sarg selbst gestalten und der Gedanke war schön. Und wir haben uns entschlossen, dass das nicht nur wir drei, sondern auch die Omas, Opas, Tanten, Onkels, Cousins und Cousinen durften und das machten sie auch und fanden die Idee sehr schön.

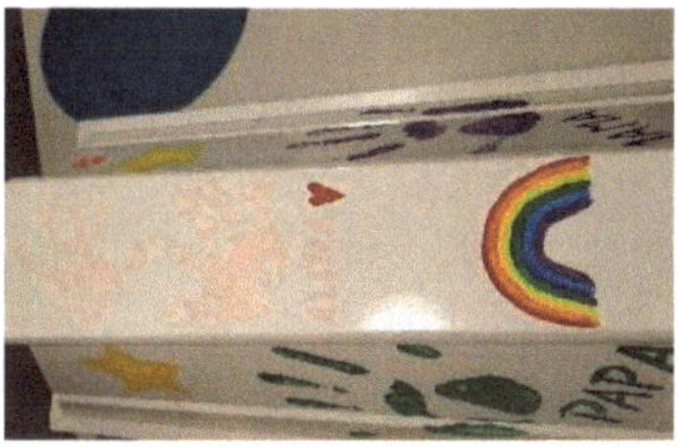

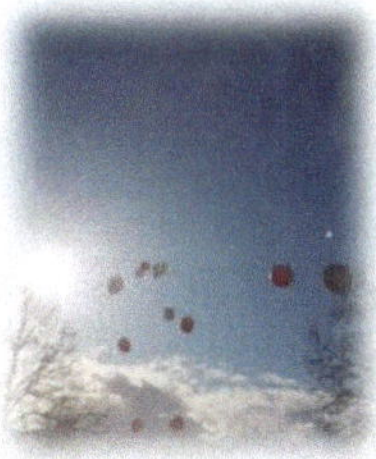

Aber zu einer Beerdigung gehört ja noch mehr, Blumen, Trauerredner, Gestaltung der Zeremonie. Unsere Bekannte, die selbst auch betroffen ist und auch die Selbsthilfegruppe für Sternen-Eltern leitet, erklärte sich bereit, eine Rede zu halten. Wir suchten uns ein wunderschönes Lied raus und entschieden uns, Ballons fliegen zu lassen.
So langsam kam dann auch von Bekannten und Vereinsfreunden die Nachfrage, wie es denn an der Babyfront aussieht!! Die wussten ja noch nichts!! Denn der Entbindungstermin war ja vorbei und alle warteten auf eine Nachricht. Und wir entschieden uns, ganz offen damit umzugehen, auch wieder, ohne zu wissen, ob es die richtige Entscheidung ist. Die Anteilnahme war sehr

groß und so entschieden wir uns dazu, die Beerdigung für Familie und Freunde öffentlich zu machen. Wir gaben dem Bestatter noch etwas mit, das er bitte mit in den Sarg gibt. Das Schwesternoutfit sollte sie anbehalten und unsere große Tochter wird ihres am Tag der Beerdigung tragen. Unsere große Tochter gab auch ein Kuscheltier ab für den Sarg.

Dann war er da, der Tag der Beerdigung. Es waren so viele da!!! Die Tante von meinem Mann hat uns eine Kerze gemacht. Wir hätten es nicht schöner gestalten können, unsere große Tochter trug sehr viel dazu bei, dass es so schön war.

Ja, jetzt war der Abschied endgültig. Meine Schwester hat uns eine Erinnerungsbox gebastelt und uns einen schönen Spruch geschrieben.

Jetzt richteten wir kein Kinderzimmer schön her, sondern das Erdenbettchen unserer Tochter.
Dann kamen die Fotos des Fotografen. Sie sind so wunderschön, so würdevoll. Es waren auch kleine Trösterchen bei den Fotos dabei.

Wir richteten eine Gedenkecke ein. Die wird immer größer, es gibt so viele tolle Gruppen, die alle ehrenamtlich etwas für Sternenkind-Eltern machen.
Da stehen alle Trösterchen, die Kerze und ein Bild von Amelie. Unsere Große achtet immer darauf, dass die Kerze angezündet wird. In der Erinnerungsbox sind die Armbändchen und die Kleider aus dem Krankenhaus drin.

Jeder von uns hat selbst entschieden, was ihm in der Trauer gut tut: Reden, Schweigen, Weinen, Stark sein. Das komplette Umfeld gibt den Rahmen. Jeder muss das tun, was ihm gut tut, jeder trauert anders, oft trauern auch die jeweiligen Partner unterschiedlich. Es gibt kein Richtig oder Falsch. Manchmal muss man sich auch von Menschen distanzieren, die einem vorgeben wollen, wie man zu trauern hat oder wie lange die Trauerzeit sein darf. Das Wichtigste ist, dass man an sich denkt und den für sich besten Weg findet und ihn auch geht.
Und man darf die Schuld nicht bei sich selbst suchen. Wir sind nicht schuld daran, dass unsere Kinder nicht an unserer Hand sind.

Seit unserer stillen Geburt sind 5 Monate vergangen.
Wir wissen heute, dass der Weg, den wir gewählt haben, für uns der Richtige war und auch ist. Wir gehen absolut offen damit um, dass wir Sternenkindeltern sind. Wenn wir gefragt werden, erzählen wir unsere Geschichte.
Unsere große Tochter wächst damit auf, dass sie eine Schwester hat, ob sie es jetzt schon begreift, wissen wir nicht, aber wahrscheinlich versteht sie mehr, als wir uns vorstellen können. Sie hat sich Sterne am Himmel rausgesucht, nach denen müssen wir immer schauen, sie macht immer vor dem Schlafengehen mit uns die Kerze von Amelie aus und sagt ihr Gute Nacht mit Küsschen. Auf dem Friedhof hilft sie beim Gießen und das Grab zu pflegen und schön zu dekorieren. Sie hatte ihr zu Ostern einen Holz-Osterhasen bemalt. Auch dort sagt sie extra noch Tschüss, winkt ihr zu und wirft ein Hand-Küsschen.
Ich habe mir unser Motiv, das uns durch die komplette Trauer begleitet und auch dann ihren Grabstein zieren wird, als Erinnerungstattoo stechen lassen, somit trage ich sie immer bei mir.

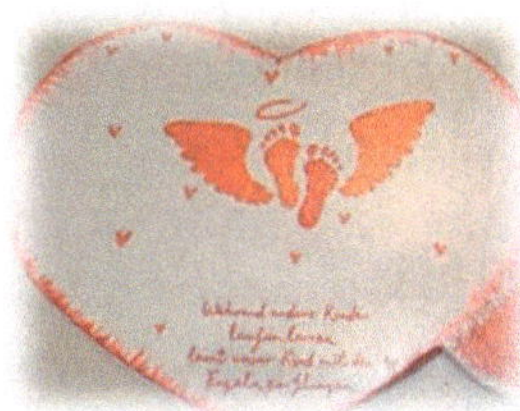

Es sind Babyfüße mit Flügeln und Heiligenschein, passend zu unserem Trauerspruch:

„Während andere Kinder laufen lernen, lernt unser Kind mit den Engeln zu fliegen."

Wir haben dann auch ca. 2 Monate später das Ergebnis der Plazenta-Untersuchung bekommen. Es war ein Infarkt der Plazenta. Meist kommt so etwas von einer Gerinnungsstörung.
Hätte sie sich, wie ihre große Schwester, doch nur ein paar Tage früher auf den Weg gemacht.

Mittlerweile unterstütze ich eine Gruppe von Sternenmamas, die ehrenamtlich Trösterchen für Sternen-Eltern herstellen, um Trost zu spenden. Ich möchte einfach etwas zurückgeben. Ich weine nicht mehr so oft, aber sie ist immer in unserem Herzen und manchmal kommen auch Tage, an denen meine Trauer mich wieder übermannt. Und das lasse ich zu, das ist völlig okay.

Es wird immer wieder solche Tage geben. Aber ich weiß, dass unsere Große uns da immer wieder auffängt. Das war unsere größte Stütze. Ich glaube, so hätte das kein Erwachsener hinbekommen.

Auch dass wir so viel Zeit mit Amelie hatten. Und auch die Fotos sind eine große Hilfe.
Wenn ihr die Möglichkeit habt, nutzt sie unbedingt. Ihr müsst sie ja nicht gleich anschauen oder aufstellen, wenn es zu sehr schmerzt, aber irgendwann werdet ihr dankbar sein, sie zu haben.
Unsere Sternchen bleiben ein Leben lang bei uns. Sie schicken uns Zeichen. Oft auch ein Regenbogenbaby. Zu einem späteren Zeitpunkt, wenn wir das Blutergebnis haben, werden wir vielleicht auch an einem Regenbogenbaby arbeiten.
Bitte gebt die Hoffnung nie auf.
Meine Schwägerin hat auch nicht aufgegeben, sie ist wieder schwanger, mittlerweile auch schon im 5. Monat.
Und ja, wir freuen uns für sie, auch wenn es manchmal schmerzt.

Heute war dann auch der Befund vom Hämatologen da, ich leide in der Schwangerschaft tatsächlich an einer Gerinnungsstörung, die bei einer erneuten Schwangerschaft mit Blutverdünner behandelt wird. Auch würde man bei mir nicht mehr bis zum Entbindungstermin warten. Der Wunsch und die Bereitschaft für unser Regenbogenwunder werden größer.

Liebe Sternenkindeltern, ihr seid nicht alleine, das wollen wir euch mit unserer Geschichte zeigen, es soll kein Tabu-Thema mehr sein!
Lasst euch nichts einreden, trauert auf eure Art und Weise!
Ihr findet euren Weg. Egal in welcher Schwangerschaftswoche ihr euer Kind verloren habt, es war euer Kind und es bleibt euer Kind!! Am wichtigsten ist, dass ihr die Schuld nicht bei euch sucht und niemals aufgebt! Das machen wir auch nicht.

Christina Thurn und Patrick mit Alina an der Hand und Amelie tief im Herzen

Nachtrag Juli 2021: Kurz vor der Buchveröffentlichung erfahre ich, dass Christina erneut Mama wurde. Die Familie ist um ein weiteres Kind an der Hand gewachsen.

MARIS

Seit unser erster Sohn ungefähr anderthalb Jahre alt war, hatten mein Mann und ich gehofft und versucht, dass ich wieder schwanger werde. Erst nach weiteren 18 Monaten war es dann so weit, dass ein Schwangerschaftstest eine blasse zweite Linie erahnen ließ. Ein weiterer Test am nächsten Tag bestätigte dann sehr deutlich: Es hatte geklappt, ich war schwanger! Wir freuten uns nach der langen Wartezeit sehr, und auch unser Sohn, der zu diesem Zeitpunkt knapp drei Jahre alt war, war sehr interessiert daran, dass da sein Geschwisterkind in meinem Bauch wuchs.

Bis zur zwölften Woche behielten wir unsere Neuigkeiten für uns, was aufgrund dessen, dass mir häufig sehr übel war und weitere Begleiterscheinungen der Schwangerschaft mir den Alltag erschwerten, manchmal schwierig war. Dann endlich war das erste Drittel geschafft. Die Übelkeit und körperlichen Einschränkungen begleiteten mich nach wie vor, doch ansonsten deutete alles auf eine problemlose Schwangerschaft hin. Das Baby zeigte sich auf Ultraschallaufnahmen perfekt entwickelt und sehr aktiv. So teilten wir nach und nach die guten Neuigkeiten und freuten uns, dass alles in Ordnung zu sein schien. Insbesondere mein Sohn freute sich sehr auf das Baby, er sprach viel mit ihm und überlegte, was er alles mit ihm spielen wollte, wenn es einmal auf der Welt war. Zwar war ich öfters unruhig und besorgt um das Baby, doch das kannte ich so auch schon aus meiner ersten Schwangerschaft und sah es als meinen normalen Gemütszustand in dieser besonderen Zeit an.

Um die 18. Woche herum wurde ich irgendwann unruhiger als sonst, da ich das Baby nur selten und wenig spürte. Da ich allerdings noch so früh in der Schwangerschaft war und auch zuvor noch keine ganz eindeutig dem Baby zuzuordnenden Bewegungen gespürt hatte, ging ich davon aus, dass auch das im Bereich des Normalen war und beruhigte mich mit dem bald anstehenden Vorsorgetermin.

Am letzten Tag der 18. Woche hatte ich schließlich den nächsten regulären Vorsorgetermin bei der Frauenärztin. Mein Mann und mein

Sohn wollten beide gerne dabei sein, da mir die Arzthelferin in den Mutterpass eingetragen hatte, dass bei diesem Termin die zweite große Ultraschalluntersuchung stattfinden sollte. Während ich alleine die Vorbesprechung mit der Ärztin hatte, sagte mir diese allerdings, dass ich für die Ultraschalluntersuchung einen zusätzlichen Termin ausmachen müsste, es sei noch zu früh dafür. Da nun mein Mann und mein Sohn aber schon dabei waren und über eine Stunde im Wartezimmer ausgehalten hatten, beschloss ich, schon an diesem Tag für eine weitere Ultraschalluntersuchung zu bezahlen. Auch erhoffte ich mir, durch die Aufnahmen wieder beruhigter sein zu können was mein Baby anging.

Also wurden mein Mann und mein Sohn mit ins Zimmer gerufen und die Ärztin startete mit der Ultraschalluntersuchung. Zunächst fand und vermaß sie den Oberschenkelknochen. Dann suchte sie weiter, ohne dabei zu sprechen. Ich wurde etwas unruhig, denn weder konnte ich selbst auf dem Bild einen Herzschlag erkennen, noch hörte ich den Satz, der an dieser Stelle normalerweise sehr schnell folgte: "Und hier sehen Sie das Herz schlagen."
Schließlich hörte die Ärztin auf zu suchen, sah mich an und sagte nur: "Es ist nicht okay." Ich ahnte, worauf sie hinauswollte, klammerte mich aber einen Moment noch an die Hoffnung, sie hätte einfach etwas anderes besorgniserregendes entdeckt, und fragte nach. Darauf bestätigte sie meinen Verdacht: "Es ist nicht okay. Ich kann keinen Herzschlag finden."

Die Ärztin selbst wirkte schockiert über dieses Ergebnis, sie betonte dabei noch, dass das zu diesem Zeitpunkt in der Schwangerschaft wirklich selten vorkomme. Außerdem sagte sie uns, dass das Baby noch nicht lange tot sein könne, da seine Größe der zu erwartenden Größe in dieser Woche entspreche. Dann bot sie uns an, uns einen Moment alleine im Untersuchungszimmer zu lassen und in dieser Zeit an der Uniklinik anzurufen, damit wir im Anschluss dorthin fahren konnten.

Ich war in einem merkwürdigen emotionalen Zustand. Während mir völlig klar war, dass das nun die Realität war - mein Baby war in meinem Bauch gestorben - fühlte sich gleichzeitig alles sehr weit weg und unwirklich an. Am schwierigsten war es für mich, nun meinem

Sohn zu erklären zu versuchen, was passiert war und dass da doch kein Geschwisterchen mehr in meinem Bauch wuchs. Im Anschluss organisierten wir die Großeltern für unseren Sohn, damit dieser nach Hause konnte, während wir an die Uniklinik fuhren. Auch meine Mutter kam, als sie die Nachricht erfuhr, zu uns gefahren um mit uns an der Uniklinik zu warten.
Die Ärztin, die mich und meinen Mann dort nach langer Wartezeit in Empfang nahm, war sehr einfühlsam. Sie nahm sich viel Zeit, weitere Ultraschallbilder zu machen und uns im Anschluss alles zu erklären. Das Baby hatte Wassereinlagerungen am ganzen Körper, ein sogenannter Hydrops fetalis. Was genau das verursacht hatte, war nicht zu erkennen. Die Ärztin erklärte uns, dass man bei mir eine Geburt einleiten würde und leitete direkt in die Wege, dass ich dafür ein Einzelzimmer auf der gynäkologischen Station bekommen würde. Sie informierte uns über die Möglichkeit, das Baby obduzieren und genetisch untersuchen zu lassen, um vielleicht die Todesursache herausfinden zu können und ob diese sich auf weitere Schwangerschaften auswirken könnte.

Was mir bei all dem sehr half war, dass ich mich mit dem Thema "Sternenkinder" bereits gut auskannte und daher wusste, dass diese Fragen auf uns zukommen würden. So konnte ich auch direkt nachfragen, was nach der Geburt mit dem Baby passieren würde und ob wir es beerdigen lassen können würden. Die Uniklinik bot die Möglichkeit einer Sammelbestattung, wir durften aber auch selbst eine Einzelbestattung organisieren.

Nachdem wir dann abgeklärt hatten, dass ich lieber noch eine Nacht zuhause bei meinem Sohn verbringen wollte und ich ohnehin ein Medikament einnehmen musste, dass einen Tag lang Zeit brauchte, um wirksam zu werden, fuhren wir also zunächst wieder nach Hause. Dort hatten wir dann anderthalb Tage Zeit, einiges zu organisieren, wie eine Betreuung für unseren Sohn während der Einleitung. Auch kontaktierte ich die Organisation "Dein Sternenkind", die ehrenamtlich Erinnerungsfotos von Sternenkindern macht, und bekam den Kontakt von einem lokalen Fotografen, der dann zu uns in die Klinik kommen wollte, wenn das Baby auf der Welt sein würde. Zudem informierte mich die Frau, mit der ich telefonierte, über weitere Möglichkeiten, Erinnerungen an das Baby zu erschaffen, die anderen Eltern geholfen hatten. Neu für mich war die Idee, dem Baby eine Haarsträhne von mir mitzugeben, was mir gut gefiel. Ich informierte mich darüber hinaus noch im Internet, welche Erinnerungen andere Sternenkindeltern sich geschaffen und als hilfreich empfunden hatten und packte daraufhin außer einer Nagelschere zum Abschneiden der Haarsträhne noch Farbe und Papier in die Kliniktasche um zu versuchen, Hand- und Fußabdrücke zu machen. Außerdem besorgte ich ein zweites Exemplar von einem kleinen Kuscheltier, das mich die Schwangerschaft über begleitet hatte, um dem Baby eines davon mit ins Grab geben zu können und eines selbst als Andenken zu behalten.

Da wir uns beim Geschlecht des Babys überraschen hatten lassen wollen und nun unklar war, ob man allein am körperlichen Aussehen erkennen würde, ob unser Baby ein Junge oder ein Mädchen war, suchte ich außerdem noch nach einem passenden Unisex-Namen. Es war mir wichtig, dass auch dieses Kind einen eigenen Namen haben würde, wenn es auf der Welt war. Wir entschieden und für den Namen Maris, der mir sowohl vom Klang als auch von seiner Bedeutung ("Stern des Meeres") sehr gut gefiel und passend für unser Sternenkind erschien.

Der Weg in die Klinik war schwierig für mich, da ich die Schwangerschaft ja gar nicht wirklich beenden wollte - das Baby nun tot auf die Welt zu bringen, würde die Schwangerschaft ein für alle Mal abschließen. Auch hatte ich Angst vor der Einleitung und wie lange das Ganze dauern würde, den damit einhergehenden Schmerzen und möglichen Komplikationen. Schließlich wollte ich auch möglichst schnell wieder bei meinem Sohn sein.

Mein Mann begleitete mich in die Klinik, was mir sehr half, um mich etwas weniger allein zu fühlen. Die Schmerzen während der Einleitung empfand ich als sehr stark, und auch die Schmerzmittel, die ich bekam, verschafften mir anfangs kaum Erleichterung. Allerdings gingen auch hier alle Ärztinnen und Pflegerinnen sehr einfühlsam mit mir um und ermutigten mich, mich jederzeit zu melden, wenn ich noch etwas brauchen sollte.
Lange Zeit schien die Geburt wenig voranzugehen - erst, nachdem die Wehen etwas nachließen und ich ein krampflösendes Mittel bekommen hatte, war der Muttermund offen genug und unser Baby

konnte auf die Welt kommen. Obwohl ich im Vorhinein große Angst davor hatte, wie es sein würde, mein totes Baby sozusagen auf normalem Weg zu entbinden, kann ich im Nachhinein sagen, dass es genau richtig für mich war. Es klingt vielleicht merkwürdig, aber als Maris dann auf der Welt war, fühlte sich für ein paar Stunden alles gut und richtig so an (wenn es auch gleichzeitig sehr traurig war), es war auf gewisse Weise schön, sie (wir erfuhren im Nachhinein aus der genetischen Analyse, dass Maris ein Mädchen war) auch physisch kennenlernen zu dürfen.

Ich war mir zunächst noch unsicher, ob ich sie ansehen wollte, da ich nicht wusste, wie sie aussehen würde - schließlich war nicht ganz klar, wie lange sie schon tot gewesen war und ob sie durch den Hydrops sehr entstellt sein würde. Allerdings wagte mein Mann sofort einen Blick auf sie und versicherte mir, dass ich ruhig hinsehen könne, sie sei süß. Die Ärztinnen und Pflegerinnen wollten sie allerdings sehr gerne vorher etwas sauber machen, sodass sich mir kein allzu schlimmes Bild einprägen würde (wobei mir auch hier mein Mann versicherte, ich hätte sie auch sofort sehen können). Danach nahmen sie Maris mit, wickelten sie in ein kleines Deckchen und legten sie zusammen mit einem kleinen Kuscheltier in ein Kistchen. Unser eigenes Kuscheltier setzte ich außerdem dazu und machte selbst schon viele Fotos von ihr oder beauftragte meinen Mann, Aufnahmen zu machen die ich selbst nicht machen konnte (unter anderem eines, wie ich sie zwischen meinen Händen hielt). Auch der Fotograf von "Dein Sternenkind" war schnell vor Ort und machte zusätzliche Bilder von uns allen dreien.
Das Krankenhauspersonal ließ uns viel Zeit allein mit unserem Baby, sodass wir sie in aller Ruhe bewundern und uns verabschieden konnten. Diese Zeit habe ich als sehr wichtig empfunden. Ich habe sie genutzt, um weitere Fotos von Maris zu machen, mit dem Kuscheltier und mit meiner Haarsträhne, um mit ihr zusammen zwei Lieder anzuhören, die ich auch bei ihrer Beerdigung spielen wollte, und um sie mir ganz genau anzusehen.
Als wir dann den Eindruck hatten, uns nun gut verabschieden zu können, riefen wir die Ärztin, die sie dann an sich nahm, und fuhren wieder nach Hause.
Ungefähr eine Woche später konnten wir Maris dann beerdigen lassen. Dabei entschieden wir uns für eine Beisetzung in einem Sammelgrab für Sternenkinder. Ein wichtiger Punkt in dieser

Entscheidung war für mich, dass von Anfang an klar war, dass dieses Grab nicht nach Ablauf einer gewissen Zeit geräumt werden würde und ich so mehr oder weniger immer einen Platz haben würde, an den ich kommen könnte, wenn ich es wollte. Auch erschien es uns als passend, nicht durch die Verpflichtung zur Grabpflege eine bestimmte Anzahl an Stunden auf dem Friedhof verbringen zu müssen.

Die Beerdigung fand zusammen mit unserer engeren Familie und einigen wenigen unserer engsten Freunde statt. Für mich war es schön, mich auf diese Weise noch einmal bewusst symbolisch verabschieden zu können und es gefiel mir, durch die Vorbereitungen, insbesondere durch die Auswahl der Lieder und Rituale, ein letztes Mal etwas für Maris tun zu können. Wir hatten auch eine Rednerin engagiert, die sehr passende Worte fand und ein Gedicht ausgewählt hatte, das meinem Geschmack sehr entsprach. So hatten wir ein, zumindest aus meiner Sicht, wunderschönes und tieftrauriges Fest für unser zweites Kind.

In der Zeit nach Maris' Tod half es mir sehr, einfach traurig zu sein, wenn mir danach war, und mich in diesen Momenten ohne schlechtes Gewissen auch von meinen Mitmenschen zurück zu ziehen. Sehr gut tat mir auch der Austausch mit Menschen, die ähnliche Situationen erlebt und eine ähnliche spirituelle Weltsicht und dadurch Herangehensweise an die Trauer hatten wie ich. Über Facebook habe ich auf diese Weise Kontakt zu zwei Frauen gefunden, mit denen ich jeweils eine Weile lang sehr intensive und tiefgehende Nachrichten ausgetauscht habe. Dafür bin ich sehr dankbar. Überhaupt tat es mir in der Folgezeit gut, offen mit dem umzugehen, was geschehen war. Es war überraschend und berührend für mich, zu sehen, wie viele Menschen selbst schon ein oder mehrere Kinder in der Schwangerschaft verloren hatten und bereit dazu waren, sich darüber mitfühlend auszutauschen. Die Unterhaltungen und Begegnungen, die sich in dieser Zeit ergaben, schätze ich sehr für die Offenheit und Verletzlichkeit, die darin oft zum Ausdruck kam.

Auch gemalt habe ich in den ersten Monaten nach Maris' Tod viel, unter anderem die beiden hier im Buch mit abgedruckt Bilder. Ich male schon immer gerne und hatte in dieser Phase Zeit und Inspiration, mich damit zu beschäftigen. Beim Malen hörte ich meistens auch Musik, in der ich meine Stimmung widergespiegelt fand. So konnte ich während des Malens gut zur Ruhe kommen.

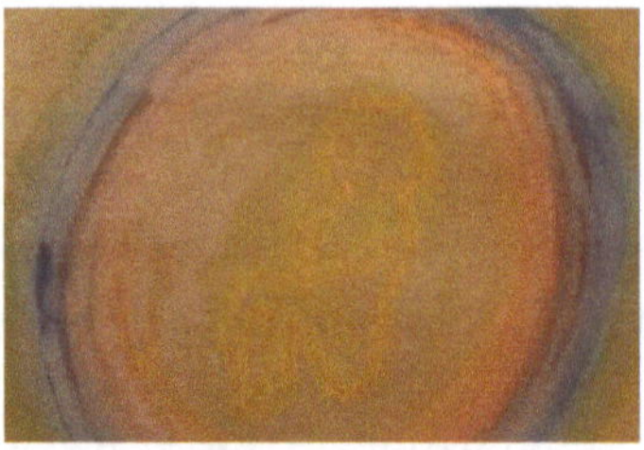

Als ich irgendwann merkte, dass ich dauerhaft wenig Energie hatte und mich insgesamt eher leer fühlte, haben mir zudem kleine, geführte Achtsamkeitsübungen sehr gut geholfen. Für mich waren die Übungen ideal, um wieder in der Gegenwart anzukommen und nicht in Trauer über die Vergangenheit zu versinken. Die Übungen habe ich immer dann gemacht, wenn ich besonders aufgewühlt war oder Ruhe brauchte, und sie bald auf längere Meditationen ausgedehnt. Ich habe schnell gemerkt, dass das Meditieren mir hilft, in mir selbst Stabilität und Sicherheit zu erfahren.
Wichtig war mir ab einem gewissen Punkt auch, mir ganz bewusst neue Pläne für meine Zukunft zu überlegen. Nachdem ich erfahren hatte, dass Maris gestorben war, lag vor mir zunächst gefühlt ein Loch: Mein Sohn ging inzwischen in den Kindergarten und das Baby, um das ich mich eigentlich hatte kümmern wollen, war nicht da. In diese nun leer stehenden Zeiträume neue Aktivitäten zu setzen, die mir Sinn und Freude schenken, war für mich ein wichtiger Schritt nach vorne.
Inzwischen kann ich sagen, dass ich das, was passiert ist, so annehmen kann, wie es ist. So erschütternd und traurig die Erfahrung für mich und meine Familie auch war, beinhaltete sie doch auch Schönes, das ich nicht missen möchte. Auch ist unsere Familie inzwischen um ein weiteres Kind "an der Hand" gewachsen, wofür ich unendlich dankbar bin und was ich sehr wertschätze, da mir durch diese Erfahrung bewusster als je zuvor ist, was für ein Wunder es ist, ein solches Geschenk zu erhalten.

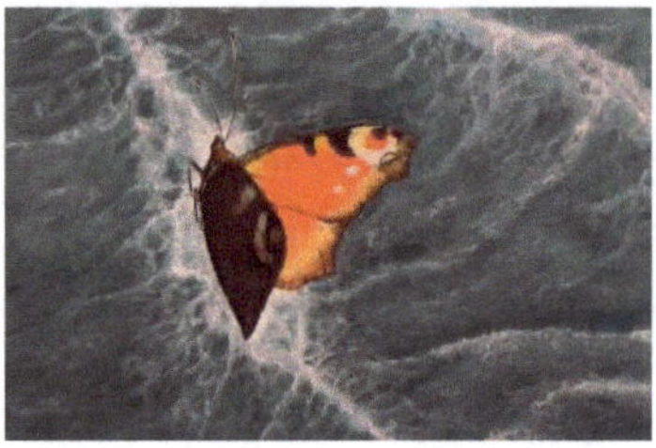

Lorina K.

Meine Fehlgeburten aus der Sicht einer Mama und Ärztin

Die erste Fehlgeburt:
Ich sitze am WC der Notaufnahme um 2 Uhr nachts und starre auf den Test – positiv, geahnt hatte ich es schon. Ungeplant, Panik und Vorfreude gemischt. Am Ultraschall, den ich sofort anschließend (über die Bauchdecke) selbst mache, sieht es eigenartig aus, großes Hämatom um die Fruchthöhle, nicht so, wie es sein soll. Kurz danach kommt es auch schon zu Blutungen.
Am nächsten Tag – mein Mann freut sich wider Erwarten sehr, ich warne ihn, zurückhaltend zu bleiben wegen der Blutung. Abends fahre ich an die Uniklinik, da ich am nächsten Tag wieder einen 24 h Dienst habe (und nicht möchte, dass in meinem KH jemand Bescheid weiß): so wie befürchtet, Verdacht auf Missed Abortion, aber es wird noch abgewartet, da erst 6+2; HCG Kontrolle. Dieser fällt natürlich wie erwartet ab.
Emotional fühle ich mich leer, die Freude über diese ungeplante Schwangerschaft hat sich nie einstellen können, da es nur Komplikationen gab, von Anfang an.
Die Aufklärung und Untersuchung des Kollegen der Uniklinik ist exzellent, empathisch, er nimmt sich Zeit, er empfiehlt mir abwartendes Vorgehen bzw. medikamentös, um eine Kürettage zu vermeiden.

Ich lasse mich darauf ein, die Gefahr einer starken Blutung schätzt er sehr gering ein, ich gehe weiterhin arbeiten und stehe gefühlt rund um die Uhr im OP. Zuhause lenken mich glücklicherweise meine Kinder ab, um mich nicht der Trauer um diese Schwangerschaft, die so kurz bekannt war, zu sehr hinzugeben.
Zwei Wochen passiert nichts, dann kommt es zu einer massiven Sturzblutung bedrohlichen Ausmaßes, ich komme ins Krankenhaus und werde sofort in den OP gebracht. Mein Kreislauf ist ebenso wie meine Gefühle im Keller – der mir gut bekannte Anästhesist fragt mich, wie man so blöd sein kann, ein drittes Kind zu wollen. Dann soll ich noch eine Spinalanästhesie (Kreuzstich) bekommen, da ich nicht nüchtern bin. Weinend bitte ich den Kollegen, mich doch endlich in

Vollnarkose zu legen, ich möchte nichts mehr hören und sehen. Irgendwann – nachdem die Spinalanästhesie nach 15 Minuten noch immer nicht wirkt – bekomme ich die Vollnarkose und bin weg - danach erwache ich im großen zentralen Aufwachraum der Uniklinik, am Patientenbett neben mir wieder ein bekannter Kollege der Viszeralchirurgie (habe einige Jahre am Uniklinikum gearbeitet) - ich ziehe mir nur mehr die Decke über den Kopf und will weg dort. Die Schwester ist professionell freundlich, aber emotional eiskalt, ich vertreibe mir die Zeit, indem ich zuhöre, wie sie mit ihrer Kollegin über andere Ärzte herzieht.

Als ich wieder in meinem Zimmer auf Station bin, wird mir bewusst, wie weh mir das alles doch tut. Die Erkenntnis, dass da jemand fehlt, die Erkenntnis, dass ich doch noch einen Kinderwunsch so tief in mir habe, tut richtig körperlich weh.
Die Nachtdienstschwester kommt vorbei und behandelt mich wie ein rohes Ei – fragt, ob ich einen Psychologen brauche, eine Schlaf- oder Beruhigungstablette möchte. Auf meine Antwort, dass mir eine Flasche Prosecco gerade lieber wäre, guckt sie erst entsetzt, muss dann lachen; dann beginnen wir ein Gespräch, ich erzähle ihr von meinen Kindern, wir reden über die Arbeit, kommen sogar darauf, dass wir im gleichen kleinen Ort wohnen. Irgendwann gegen vier Uhr morgens schlafe ich für 2 Stunden ein.
Am nächsten Morgen gehe ich sofort nach Hause, entlasse mich noch vor der Visite selbst.
Aufgrund der Anämie bin ich sehr müde und wenig belastbar, abgesehen davon geht es mir körperlich gut. Interessanterweise komme ich auch psychisch gut klar.
Nach dem Entschluss, es einfach nochmal zu probieren, kann ich meinen Frieden damit machen, wissen tun nur die wenigsten Menschen in meinem Umfeld von dieser Fehlgeburt.

Sechs Monate später während des Corona-Lockdown halte ich erneut einen positiven Test in der Hand; diesmal geplant, mein Mann freut sich sehr. Mein Chef verhält sich großartig, als ich ihm davon erzähle, und freut sich sehr für mich. Ich bin die meiste Zeit wegen der Kinder freigestellt. Bei meiner Gynäkologin zeigt sich mein Baby im ersten Ultraschall etwas zu klein, ich werde zurückdatiert. Ich bin skeptisch, immer wieder ein schlechtes Bauchgefühl. Eine Woche später in der

Arbeit gehe ich zu einem sehr lieben und erfahrenen Kollegen von der Gyn, (diesmal in „meinem Krankenhaus"), er ist skeptisch nach dem Ultraschall, Herzschlag keiner zu sehen, aber die Fruchthöhle ist gewachsen. Das Auf und Ab geht weiter, in der Kontrolle eine Woche später ein deutlicher Herzschlag; mein Kollege ist begeistert, ich bin sehr erleichtert. Vorsichtig vereinbare ich einen Termin zur Pränataldiagnostik.

Zwei Wochen später soll ich den Mutterpass bei meiner Ärztin bekommen, vor dem Termin ein heftiger Streit mit meinem Mann wegen einer Lappalie; ich bin schlecht drauf, als ich bei meiner Ärztin eintreffe. Wir sehen gleichzeitig auf den Bildschirm, und bevor sie noch was sagt, weiß ich es. Keine Herzaktion mehr, sie sucht und sucht, misst, drückt auf meinem Bauch rum, aber es ändert sich nichts.
Stumm ziehe ich mich wieder an, und denke nur mechanisch an die nächsten Schritte. Wo hingehen? Privatklinik oder Uniklinik scheidet aus, wenn nur mit Coronatest, den zu bekommen, ist schwierig. Ich beratschlage mit meiner Ärztin, sie rät mir, es medikamentös zuhause zu machen. Dies lehne ich jedoch aufgrund der Vorgeschichte mit der starken Blutung strikt ab. Alle anderen Optionen sind sehr umständlich, bis sie mich fragt, warum ich nicht einfach in mein Krankenhaus zu meinem Kollegen gehe, das sei die unkomplizierteste Version.

So mache ich es auch, eine Whatsapp-Nachricht bzw. ein Anruf reicht aus, die diensthabende Kollegin organisiert alles. Am nächsten Tag das „falsche Film Gefühl", ich werde als Patientin auf meiner eigenen Station (Gyn/Chirurgie interdisziplinär) aufgenommen, dann nochmal genauester Ultraschall, mein Kollege ist großartig, professionell, empathisch und trotzdem absolut herzlich und nicht distanziert. Er erklärt mir genauestens, dass es Hinweise für Fehlbildungen gab durch einen zu großen Dottersack, wir besprechen die OP, und dann geht es auch schon los. Die Chefin der Anästhesie macht Narkose, das ganze Team ist einfach super, auch wenn es eine große Überwindung ist, auf dem OP Tisch zu liegen, wo man normalerweise selbst als Chirurg täglich arbeitet. Als ich wach werde im Aufwachraum, scherze ich mit dem Pfleger, er setzt sich zu mir und wir plaudern ein wenig, bald schon komme ich auf mein Zimmer. Dort kriege ich schon Besuch

von meinem Kollegen, er hält mich über die Arbeit am Laufenden, und sobald es mir besser geht, gehe ich mit ihm Kaffee trinken.
Interessanterweise ging es mir diesmal so viel besser psychisch, was für mich ein Zeichen ist, wie wichtig erstens eine empathische Behandlung der Frau ist, und was auch der offene Umgang mit dem Thema Fehlgeburt ausmacht.
Bei uns im Krankenhaus ist das etwas Alltägliches, jeder weiß, dass es häufig vorkommt und nichts Besonderes ist, meine Kollegen haben mir einmal jeweils ausgedrückt, dass es ihnen leid tut, und dann war das Thema erledigt.
Keiner hat mich wie mit Samthandschuhen angefasst, und wenn es mir nahe geht, kann ich jederzeit darüber reden.

Zusammenfassend kann ich sagen, als Ärztin ist man wahrscheinlich weniger emotional am Anfang einer Schwangerschaft, weil ich mich aus Selbstschutz nicht so intensiv darauf einlasse.
Andererseits weiß ich um die Gründe und Ursachen von Fehlgeburten, und Selbstvorwürfe waren nie Thema. Auch die Trauer hat sich in Grenzen gehalten, was nicht heißen soll, dass ich nicht geweint habe. Aber ich kann die „natürliche Selektion", so brutal es klingt, vermutlich leichter annehmen als jemand, der ein Laie ist.
Insgesamt kann ich im Nachgang 6 Wochen später sagen, es geht mir sowohl psychisch als auch physisch gut, und ich kann optimistisch in die Zukunft blicken.
Wie ich mich gefühlt hätte, wenn ich nicht schon zwei gesunde Kids hätte, ist allerdings schwer zu beurteilen.
K.

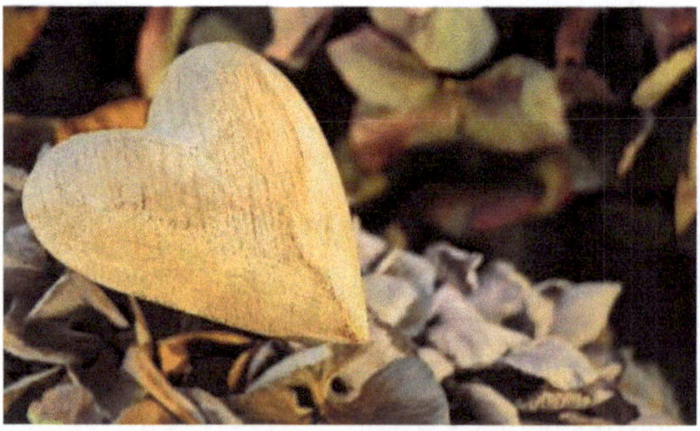

Rebeccas Geschichte von Melek

Mein Freund und ich hatten immer schon Schwierigkeiten, schwanger zu werden. Unsere erste Tochter war 9 Jahre alt. Es war sehr überraschend, dass ich plötzlich schwanger wurde. Leider war diese Schwangerschaft von Beginn an schwierig. Ich bin wegen Blutungen immer wieder ins Krankenhaus gekommen. Das fing schon sehr früh an. Ich habe in der Kita normal gearbeitet, und plötzlich hatte ich so starke Blutungen, als hätte man einen Eimer voll Blut ausgekippt. Im Krankenhaus wurde immer gesagt, es sei alles gut, keiner konnte es erklären. Schon damals hatte ich ständig große Angst, dass etwas passiert. Irgendwann hatte ich dann plötzlich starke Schmerzen und bin im Krankenhaus geblieben. Da haben sie dann einen Abstricht gemacht und festgestellt, dass Fruchtwasser dabei war. Ich hatte wohl einen Riss in der Fruchtblase, sodass ich eine Infektion bekam. Diese Infektion hat dann die Schmerzen, also die Wehen ausgelöst. Ich war in der 22. SSW, aber erst ab der 23. Woche fangen die Ärzte an, das Leben des Babys zu retten. Vorher steht nur die Mutter im Vordergrund, damit sie nicht stirbt. Ich musste abwarten. Ich hatte weiterhin die Hoffnung, dass alles gut wird. Es kam mir vor, als wenn alles zwei Minuten gedauert hätte. Aber eigentlich hat es über drei Tage gedauert. Manche Krankenhäuser helfen dem Baby auch schon vor der 23. Woche. Unserem Baby ging es eigentlich super, nur ich war durch die Infektion und den Blasensprung gefährdet.

Ich lag dann mehrere Tage im Krankenhaus. Es wurden verschiedene Untersuchungen gemacht. Eine Freundin war immer an meiner Seite. Mein Freund musste meist auf unsere ältere Tochter aufpassen. Die Wehen wurden aber immer stärker, bis die Ärzte dann sagten: „Jetzt kommt sie." Ich weiß nicht mehr alles ab diesem Zeitpunkt. Ich wurde in den Kreissaal gebracht. Meine Freundin und mein Freund sind mit reingekommen. Kaum war ich im Kreissaal, kam dann meine Tochter ganz natürlich zur Welt. Das ging alles extrem schnell. Im Bauch war sie noch putzmunter, aber starb dann unter der Geburt, weil sie ja noch gar nicht ausreichend entwickelt war, um ohne lebenserhaltende Maßnahmen zu überleben. Die Krankenschwester fragte, ob ich sie sehen möchte oder nicht. Das war für mich eine unglaublich schwierige Entscheidung. Ich war unter Schmerzen. Es wäre gut gewesen, wenn ich mich das schon vorher gefragt hätte. Aber in diesem Moment war es für mich wie ein Schlag ins Gesicht. Mein Freund sagte: „Nein, guck sie dir besser nicht an." Meine Freundin sagte: „Schau sie dir an!" Die Schwester sagte: „Aus meiner Erfahrung schauen Sie sie sich lieber an, sonst werden sie es ihr Leben lang bereuen." Dann lag sie auf meiner Brust und ich bin so froh, dass ich das gemacht habe.

Danach habe ich mich lange total leer gefühlt. Es war wie in einem schlechten Film. Ich bin dann aufs Zimmer hochgekommen. Am nächsten Morgen haben sie mich noch mal gefragt, ob ich sie noch mal sehen möchte. Sie haben sie mir dann über zwei Tage immer wieder aufs Zimmer gebracht. So konnte auch mein Vater sie noch mal sehen. Ich konnte sie noch mal in den Arm nehmen. Meine Mutter wollte und konnte sie nicht sehen. Das muss jeder für sich selber entscheiden.
Dann kam die Frage: Was machen wir jetzt?
Wir hatten die Möglichkeit, sie alleine zu bestatten und uns um alles selber zu kümmern. Oder man konnte sie vom Krankenhaus mit anderen Sternenkindern verbrennen lassen. Es gibt hier eine Kapelle, wo sich dann alle gemeinsam von den Sternenkindern verabschieden können. Ich habe eigentlich nicht viel mit Kirche und Glauben zu tun, aber das war wirklich sehr schön. Dort waren andere Betroffene und ich fühlte mich sehr verstanden von den anderen.

Es wurde mit sehr viel Liebe und Mühe gemacht. Es gab einen kleinen Gottesdienst und dann durfte jeder einen Wunsch oder Satz an das Kind aufschreiben. Für mich ist es sehr schön, dass ich eine Anlaufstelle habe, wo ich immer hingehen kann, wenn ich möchte. Da gehe ich auch regelmäßig hin und mache es schön. Ich stand dann vor der Entscheidung: Verschweige ich es oder erzähle ich es offen? Ich kam zu der Entscheidung: Ich spreche darüber. Natürlich bin ich dadurch schon oft in Tränen ausgebrochen, wenn dann jemand fragt, wie geht es dir. Aber im Endeffekt hat es mir sehr geholfen, dass ich es gerade heraus erzählt habe. Dabei hat mir auch geholfen, im Internet die Erfahrungen anderer zu lesen. Und dann heilt auch die Zeit die Wunden. Der Schmerz ist immer noch da, aber mit der Zeit lernt man, damit umzugehen. Mindestens einmal pro Tag denke ich noch daran, aber ich kann damit besser umgehen.

Meine Tochter war nicht im Krankenhaus dabei. Sie hatte sich natürlich sehr über die Schwangerschaft gefreut. Als sie dann erfuhr, dass das Baby gestorben ist, hat sie viel geweint. Sie wollte dann lange nicht zum Friedhof. Einmal war sie mit und stand dann vor dem Grab. Sie hat sehr geweint und war sehr traurig. Aber mittlerweile kann sie gut damit umgehen. Mein Freund hat im Krankenhaus sehr geweint. Aber er ist eher der Typ, der dann versucht, alles zu verdrängen, und nicht darüber sprechen möchte. Das war am Anfang nicht so leicht für mich. Jeder muss das für sich selbst entscheiden.

Meine Mutter hat sich auch sehr schwer damit getan. Sie weiß bis heute nicht genau, wie sie damit umgehen soll, weil es so schmerzhaft für sie ist.
Ich habe dadurch gelernt, jedem zu überlassen, es so zu machen, wie er es für richtig hält, und nicht meinen Umgang als den einzig richtigen zu sehen.
Es hat mir auch sehr geholfen, alles auszusprechen und so viel zu weinen, wie ich es brauchte. Nicht zu denken „Ach, jetzt ist es ein Jahr her. Jetzt darf ich nicht mehr weinen". Ich habe so viel geweint und weine auch heute noch, wenn es hochkommt. Ich achte nicht darauf, was die anderen denken. Wenn ich denke, jetzt muss ich eine Stunde weinen, dann weine ich, egal, was andere sagen.

Ich fand es auch sehr schön, dass unser Baby in einem gehäkelten Körbchen lag. Das hatten Frauen gehäkelt. Wir bekamen von ihnen auch zwei gehäkelte Schmetterlinge. Einer liegt nun im Grab und einen haben wir bei uns in einem Briefumschlag liegen. Die erste Woche hatte ich ihn permanent in der Hand. Ich konnte ihn nicht loslassen, weil ich das Gefühl hatte, dann lasse ich mein Kind los.
Es gibt einen ehrenamtlichen Fotografen, der dann fragte, ob er Fotos von unserem Baby machen sollte. Erst fand ich den Gedanken komisch, aber dann dachte ich, ich möchte nicht ihr Gesicht vergessen. Also habe ich dem dann zugestimmt. Er war total lieb und alles war total liebevoll verpackt. Wenn ich möchte, kann ich mir nun jederzeit diese Fotos ansehen. Ich wollte sie nicht vergessen. Bisher habe ich die Fotos einmal angesehen. Es hilft mir, zu wissen, dass ich die Fotos ansehen könnte, auch wenn ich es dann nicht unbedingt mache.

Es hat mir auch geholfen, dass ich in der Krippe als Erzieherin arbeite. Es war Balsam für meine Seele, diese gesunden und fröhlichen Kinder zu sehen. Viele wussten nicht, wie sie mit mir umgehen sollten, das habe ich gemerkt. Ich habe dann versucht, einen Schritt auf sie zuzugehen, also dass sie nicht unsicher und vorsichtig mit mir umgehen müssen.
Ich freue mich darüber, wenn mich jemand darauf anspricht. Aber ich persönlich mag den Satz überhaupt nicht: „Dann sollte es wohl nicht sein" oder „Jetzt ist es zwei Jahre her, jetzt ist aber auch mal genug". Nein, es sollte nicht so sein. Es sollte so sein, dass ich meine Tochter im Arm halte.
Mein Freund sagte damals, dass sie es im Himmel ja auch gut haben wird. Damals war ich total wütend danach. Das ist natürlich eine schöne Vorstellung, wenn man gläubig ist. Aber ich kann damit nicht so viel anfangen.

Man sollte immer darauf achten, wie die Person ist. Einige möchten darauf angesprochen werden, andere nicht.
Ich habe angefangen, ein Tagebuch zu schreiben, das ich an sie richte, um ihr alles zu erzählen. Wenn ich mal schlimme Gedanken hatte, konnte ich sie so niederschreiben. Das Schreiben hat mir wirklich geholfen. Es hatte einfach angefangen, weil ich einen Block neben mir liegen hatte.
Wir haben ihr auch einen Namen gegeben. Wir haben sie Melek genannt, was im Türkischen Engel heißt. Bei der Beerdigung wurden dann die Namen einzeln vorgelesen. Bei der Zeremonie zur Bestattung wurden alle Namen aufgerufen und wenn es keinen Namen gab, sagten sie Sternenkind. Ich habe das Gefühl, ich gebe ihr dadurch mehr Bedeutung.

Ich schwanke, ob wir noch mal ein Kind haben wollen. Mal hätte ich total gerne ein weiteres Kind, aber dann kommt wieder die Angst hoch. Ich habe auch Angst um meine Tochter, weil ich nicht möchte, dass sie noch mal diesen Schmerz erleben muss.

Ich hatte lange die Gedanken, dass ich mich mehr hätte schonen können oder dass ich in ein anderes Krankenhaus hätte fahren können, in dem sie das Baby schon früher retten. Wenn also schon mehrmals Blutungen in der Schwangerschaft auftreten, sollte man

sich bereits darüber informieren und die engsten Personen einweisen, was man dann will. Zwei Wochen später wäre alles anders gelaufen. Ich hatte sie kurz vorher noch auf dem Ultraschall gesehen und sie war ganz munter.
Ich habe mich lange gefragt, was ich falsch gemacht habe, sodass dieser Riss in der Fruchtblase entstanden ist. Durch die Zeit sind die Gedanken dann langsam zur Ruhe gekommen. Man muss einfach lernen, es zu akzeptieren. Durch meine Tochter musste es auch weitergehen. Ich konnte mich nicht tagelang verkriechen. Ich wollte es ihr nicht noch schwerer machen. Das war auch gut für mich.
Es gibt auch keinen Schuldigen. Keiner weiß, wie es passiert ist.
Nehmt euch die Zeit, die ihr braucht. Sucht euch Dinge, die euch gut tun. Weint so viel ihr könnt und möchtet. Sucht die Nähe zu euren Lieben und versucht euch nicht zu verstecken!

Alles Liebe, Rebecca

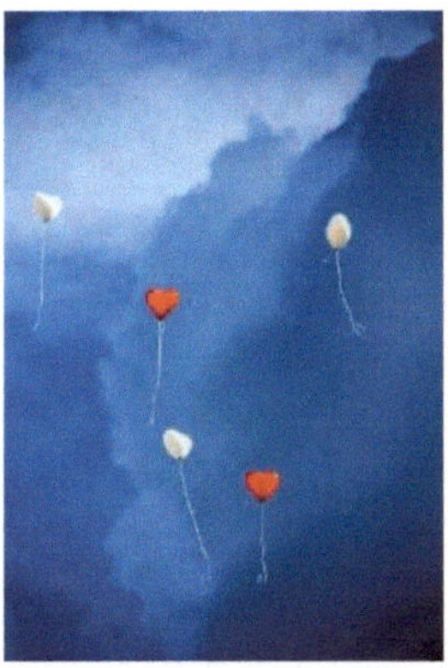

Wir mussten abgeben, was wir so sehr festhalten wollten

Ich bin 30 Jahre alt und Mama von 2 Sternenkindern. Hier erzähle ich euch meine/unsere persönliche Geschichte über unsere kleinen Sterne am Himmel. Mein Mann und ich versuchten über Jahre schwanger zu werden und es klappte einfach nicht. Dann haben wir uns untersuchen lassen, um zu schauen, ob wir überhaupt Eltern werden können. Das Ergebnis der Untersuchung war, dass ich nicht regelmäßig meinen Eisprung habe, so mussten wir uns an die Kinderwunschklinik wenden. Ich war am Boden zerstört. Mein größter Wunsch war es immer schon, einmal Mama zu werden.
Wir mussten uns dann auf eine Hormontherapie einlassen, um den Eisprung per Spritze auszulösen, damit ich überhaupt die Chance hatte schwanger zu werden. Der Kinderwunsch war bei uns so groß, dass wir alles versucht haben, um schwanger zu werden. Dazu gehörten einige Enttäuschungen, wenn es mal wieder nicht geklappt hatte. Die Angst, dass wir keine Eltern werden dürfen und den Kinderwunsch aufgeben müssen, stieg mit jedem Mal.

Eines Tages musste ich mal wieder zum Arzt, um einen Blutschwangerschaftstest zu machen. Die Wartezeit bis zum nächsten Tag war die Hölle für uns, weil die Angst vor der Enttäuschung wieder groß war. Am nächsten Tag nahm ich meinen ganzen Mut zusammen und nahm mein Handy, um den Frauenarzt nach den Ergebnissen zu fragen. Mein Herz pochte wie verrückt, mir war schlecht vor Angst wieder enttäuscht zu werden. Doch die Angst wandelte sich in wenigen Minuten in pures Glück. Ich war schwanger und so überglücklich. Unser lang ersehnter Wunsch wurde endlich wahr. Ich durfte Mama werden. Ich nahm das Telefon und rief sofort meinen Mann an und übermittelte ihm die frohe Botschaft, dass wir Eltern werden würden. Die Freude war so groß, dass wir es gleich allen erzählen mussten und alle freuten sich mit uns. Die Freude kannte keine Grenzen. Ab diesem Tag durfte ich aufgrund eines Beschäftigungsverbotes nicht mehr arbeiten. Ich musste noch am selben Tag zum Frauenarzt fahren. Der Arzt erzählte mir, dass ich in der 5. Woche schwanger bin und somit noch ganz am Anfang. Ich konnte meine Freudentränen nicht zurückhalten. Es war Montag, als ich die schöne Nachricht bekommen hatte. Die Ärztin meinte, dass wir uns in einer Woche sehen, um zu schauen, wie hoch der HCG-Wert ist und die Schwangerschaft vorangeht.

Ich dachte mir nichts dabei. Meinen Mutterpass würden sie bis dahin fertig machen, damit ich ihn zu mir nehmen konnte. Es wurde noch Blut entnommen und dann durfte ich nach Hause. Voller Stolz trug ich mein Baby unter meinem Herzen.
Die Tage vergingen. Es war Mittwoch, als ich auf dem Sofa saß und ein komisches Gefühl hatte. Ich dachte mir nichts. Können ja die Hormone sein. Weitere Tage vergingen. Meine Freundin schrieb mir, ob ich Lust hätte, Rad zu fahren? Ich hatte keine. Mein Mann und unsere Freunde genossen das schöne Wetter und fuhren Rad. Ich saß drinnen und schaute TV. Mir war es nicht so wohl und mir war kalt. Nachdem sie wieder da waren und in der Sonne saßen, überwand ich mich und setze mich mit meiner Jacke dazu. Mein Mann und unsere Freunde hielten mich für verrückt, als sie mich sahen. Sie fragten mich, ob es mir gut gehe. Ich sagte ja, mir sei nur kalt. Sie meinten, dass ich blass wäre. Einige Zeit später bekam ich Bauchschmerzen und Krämpfe. Mir ging es schlecht und ich bekam es mit der Angst zu tun. Ich ließ mir vor den Anderen nichts anmerken. Ich ging in unserer Wohnung auf und ab und setzte mich auf die Toilette. Ich zitterte am ganzen Körper. Ich traute meinen Augen nicht, ich sah dunkelrotes Blut. Meine Welt brach innerhalb einer Sekunde zusammen. Ich blieb sitzen und rief meinen Mann auf dem Handy an, er solle schnell hochkommen. Mein Mann eilte zu mir, sah mich an und fragte, was passiert sei. Ich weinte und sagte, dass ich blute. Was ist mit meinem Baby? Mein Mann wusste sich auch nicht zu helfen und wir holten meine Mutter dazu. Sie kam auch gleich herbeigeeilt. Sie sah es mir gleich an und nahm mich an die Hand und legte mich aufs Sofa. Sie versuchte mich zu beruhigen und sagte, es werde bestimmt alles gut. Mein Mann und ich waren voller Angst und Sorge um unser Baby.

Meine Mutter griff zum Telefon und rief im Krankenhaus bei der Geburtsstation an. Eine freundliche Hebamme versuchte mir die Angst zu nehmen und sagte, dass es vorkommen kann, dass man in der Frühschwangerschaft Blutungen hat, es muss nichts Schlimmes sein. Wenn wir Gewissheit haben wollen, sollen wir gleich kommen. Für mich und meinen Mann stand fest, dass ich mein Baby bestimmt verloren habe. Ich weinte die ganze Fahrt ins Krankenhaus. Wir saßen ewig im Wartezimmer, bis sich jemand um uns kümmerte. Dann kam nach langem Warten endlich jemand und nahm uns mit in ein Zimmer. Ich sehe es heut noch vor mir. Wie sie mich behandelt haben. Dann kamen die Fragen: Warum sind Sie hier? Wie lange sind Sie schwanger? Sind Sie sich sicher? Wo ist ihr Mutterpass? Bis sie endlich mal nach meinem Baby schauten, es war mein schlimmster Albtraum. Ich musste einen Schwangerschaftstest machen, um zu beweisen, dass ich schwanger bin. Der war negativ. Ich musste von der Ärztin hören, dass ich gar nicht schwanger sei. Ich sagte ihr mit zitternder Stimme, dass mein Frauenarzt die Schwangerschaft am Montag festgestellt hatte und ich in der 5. Woche sei. Die Ärztin meinte, dass man das so früh nicht sagen kann. Ich könne auch nur verspätet meine Periode bekommen. Ich war verzweifelt. Ich wusste nicht, was ich noch machen soll, dass sie es mir glaubten. Mein Mann sagte nur, es wird wohl stimmen, wenn der Frauenarzt es gesagt hat. Die Ärztin wollte dann einen Ultraschall machen. Unverstanden und voller Angst um mein Baby, legte ich mich auf ihre Liege. Dann gab sie mir endlich Recht, es scheine so, als wäre da eine Schwangerschaft. Sie schaute genauer und meinte nur, dass die Gebärmutter leer sei und es kein Dottersack zu sehen gäbe. Die Ärztin überlegte noch, einen Bluttest zu machen. Aber das wäre für mich Stress und für sie auch. Und sie könnte mich stationär aufnehmen, aber sie fand es sei ein zu großer Aufwand und ich solle lieber nach Hause gehen. Wenn mir das Blut die Beine herunter liefe, soll ich mich wieder melden, das war ihre Aussage zum Schluss. Dann könne ich mir sicher sein, mein Baby verloren zu haben. Mein Mann nahm mich an der Hand und ging mit mir nach Hause. Die ganze Heimfahrt weinte ich bitterlich vor mich hin und sagte, ich hab es verloren, mein kleines Baby. Zuhause angekommen schauten meine Eltern mich an und sagten, bitte nicht. Mein Mann nickte nur. Ich verkroch mich und hoffte, dass doch noch alles gut werde. Am nächsten Tag hatte ich den Termin beim Frauenarzt. Der Wecker klingelte, ich stand auf. Der erste Weg war zur Toilette. Dort spürte ich, wie etwas in die Toilette fiel. Mein Mann blieb von der Arbeit zu Hause und begleitete mich zum Frauenarzt. Ich wusste definitiv, dass es vorbei ist.

Die Ärztin sagte es mir mit leiser Stimme und dass es ihr leid tut. Ich brach zusammen. Ich verstand die Welt nicht mehr. Mein Mann und ich gingen voller Trauer nach Hause. Meine Mutter wartete schon. Sie weinte mit mir und nahm mich in den Arm. Ich wollte nur noch hoch in unsere Wohnung und nichts mehr sehen und nichts mehr hören. Ich weinte und trauerte um mein Baby. Ich verkroch mich aufs Sofa und mein Mann wusste nicht, wie er mich trösten oder mir helfen konnte. Mein Mann versuchte, sich die Trauer nicht anmerken zu lassen, wollte stark für mich sein. Aber ich konnte es nicht verstehen, es war doch auch sein Baby, das wir verloren hatten. Er ließ sich die Trauer aber leider nicht anmerken und verkroch sich in Arbeit, um sich abzulenken. Ich verkroch mich, zog mich zurück und hatte zu nichts Lust. Der Frauenarzt schrieb mich erstmal zwei Wochen krank, um mich zu erholen und mit der Situation klarzukommen. Nach den zwei Wochen sollte ich mich melden, ob ich es psychisch verkraftet hatte und wieder zur Arbeit gehen kann. Aber zwei Wochen waren für mich zu früh. Die Trauer war noch zu stark um das Baby. Nach 4 Wochen musste ich wieder zu Arbeit. Es war einfach nur schrecklich für mich. Ich habe mich sehr schlecht gefühlt, gegrübelt, was meine Kollegen sagen, wie sie mich behandeln oder was sie über mich denken. Ich trauerte lange um unseren kleinen Stern.

Bei der Nachuntersuchung sagte mir die Frauenärztin, dass ich zwei Regelblutungen abwarten soll und wenn ich mich dann bereit fühle, könnten wir wieder von vorne beginnen. Sie versuchte, mir klar zu machen, dass die Natur meistens regelt, wenn ein Baby krank ist, und dass es deshalb von uns gegangen ist. Ich solle den Kopf nicht hängen lassen. Sie sei sich sicher, dass ich eines Tages Mama werden darf, von einem gesunden Baby. Sie sprach mir sehr viel Mut zu, das tat gut. Mein Mann und ich ließen Zeit vergehen, bis ich bereit war, es noch einmal zu probieren. Mein Mann ließ mir alle Zeit der Welt. Er machte mir keinen Druck. Es vergingen 2 Monate, als ich eines morgens für mich entschieden hatte, es nochmal zu versuchen. Die Angst saß sehr tief, aber der Wunsch nach einem Baby war größer. Mein Mann und ich sprachen darüber und waren uns sicher, dass wir es gemeinsam schaffen würden. Wir wussten ja, dass es funktionieren kann.
Es war Anfang Juni, als es wieder so weit war. Wir bekamen die Nachricht, dass ich schwanger bin. Die Freude hielt sich dieses Mal sehr in Grenzen. Ich wusste zwar, dass ich schwanger bin, aber ich

konnte mich noch nicht wirklich freuen. Die Angst, es wieder zu verlieren, war zu groß, deshalb schützte ich mich selber und dachte mir, wenn ich mich nicht so freue, tut es nicht so weh, falls ich es verlieren würde. Ich musste es wieder gleich im Betrieb sagen und bekam wieder gleich ein Beschäftigungsverbot. Dieses Mal beschlossen wir zu warten, bevor wir es allen erzählen wollten. So machten wir es und sagten es nur meinen Eltern, Schwiegereltern und Geschwistern. Die Angst saß allen im Nacken und jeder hoffte, dass es dieses Mal gut geht. Alle sagten, dass ich es ein zweites Mal nicht verkraften würde. Ich musste wieder zum Frauenarzt. Ich zählte in dieser Schwangerschaft zu den Risikoschwangerschaften und die Schwangerschaft wurde engmaschig überwacht. Es hatte sich gelohnt, es war eine sehr angstvolle Schwangerschaft, aber unser Sohn kam gesund und munter zu Welt und wir waren sehr stolz und glücklich.

Es vergingen 2 Jahre, bis wir uns ein Geschwisterchen für ihn wünschten. Wir entschieden, es dieses Mal ohne Unterstützung zu versuchen. Und wir konnten es nicht glauben, es hatte geklappt. Ich war zum dritten Mal schwanger. Der Frauenarzt bestätigte die Schwangerschaft, man konnte es schon im Ultraschall sehen. Die Freude war groß. Alles begann von vorne. Die Übelkeit, die Anstrengung, aber es war schön. Die Übelkeit hörte auf, ich dachte mir nichts dabei. Wir zählten die Wochen, bis die kritische Zeit vorbei war. Ich hatte am Anfang des 4. Monats wieder einen Termin beim Frauenarzt. Die kritische Zeit war vorbei, dachten wir. Ich sah mein Baby und freute mich, aber der Arzt wurde unruhig und ich fragte, was los sei mit meinem Baby. „Es tut mir leid, das Herz von ihrem Baby schlägt nicht mehr." Es war Horror für mich, ich schrie los und brach in Tränen aus. Der Frauenarzt schickte mich zur Sicherheit ins Krankenhaus, aber auch dort dieselbe Diagnose, mein Baby war tot. Das Herz hörte irgendwann auf zu schlagen. Für uns brach zum zweiten Mal die Welt zusammen. Wir haben schon wieder unser Baby verloren. Mir wurde gesagt, dass man eine Ausschabung machen muss. Ob es für mich okay wäre in einer Woche. Mir war alles egal. Ich war wie gelähmt. Alle anderen fanden das nicht gut, dass man eine Woche lang noch das tote Baby in mir ließ, aber passieren konnte nichts. Auch wenn es sich verrückt anhört, für mich war jede Sekunde, jede Stunde, jeder Tag noch ein Geschenk es bei mir zu haben, so

konnte ich mich damit abfinden und Abschied von meinem Baby nehmen.
Der Tag der Ausschabung war da. Es dauerte sehr, sehr lange, bis ich das verkraftet hatte. Mein Sohn hat mich immer abgelenkt, aber auch daran erinnert. Weil wir ihm gesagt haben, dass er großer Bruder werden wird. Und so mussten wir ihm das irgendwie erklären, warum Mama und Papa so traurig sind und er den Bauch nicht mehr zu streicheln braucht. Wir beschlossen mit ihm, einen Herzluftballon steigen zu lassen mit einem Stern daran, an dem ich was darauf geschrieben hatte und mit einem Schnuller dran. Dann fuhren wir damit auf eine schöne Wiese und ließen ihn gemeinsam steigen. Meinem Sohn sagten wir, dass sein Geschwisterchen jetzt zu den Engeln muss und es von oben zu uns runter schaut. So war es für ihn okay, er nahm Abschied und winkte dem Ballon hinterher.

Das Schicksal hat uns zu Eltern von 4 Kindern gemacht, wir sind jetzt glückliche Eltern von zwei Sternenkindern und von einem Sohn und einer Tochter. Diese zwei Kinder dürfen wir nur an der Hand halten, weil wir nie aufgegeben haben, daran zu glauben, und der Wunsch und die Hoffnung über die Angst gesiegt haben. Deshalb gebt nicht auf und Zeit heilt die Wunden nicht, aber macht sie erträglicher.

Nadine und Markus S.

Ein Engel geht auf Reisen

Mein Name ist Christiane, ich bin 35 Jahre alt und habe 2 Kinder an der Hand und 3 Kinder im Himmel.
Meine Tochter Zoë wurde vor 12 Jahren geboren. Ich hatte eine Bilderbuchschwangerschaft. Eigentlich wollte ich nach ihr kein Kind mehr, bzw. ihr Vater wollte nicht mehr. Eigentlich wollte er schon unsere Tochter nicht. Nach 5 Jahren war diese Beziehung auch vorbei. Einige Jahre später bin ich mit meinem jetzigen Mann zusammengekommen. Unser erstes Mal war dann auch direkt ein Volltreffer. Ich war schwanger. Natürlich war es erstmal ein Schock, weil wir gerade erst zusammengekommen sind. Aber wir haben uns sofort gefreut. Leider hatte ich dann die erste Fehlgeburt. Ich wurde im Krankenhaus nicht gut behandelt. Ich bin am. mit Blutungen ins Krankenhaus gegangen, dort lag ich dann auf der Entbindungsstation. Es war ein Albtraum für mich. 2 Tage später haben die Ärzte dann eine Fehlgeburt festgestellt und am nächsten Tag hatte ich die Ausschabung. Unten im Vorbereitungsraum musste ich noch warten, weil gerade ein Kaiserschnitt gemacht wurde. Die Frau hatte Zwillinge zur Welt gebracht. Ich habe nur geweint. Die Schwestern im OP-Bereich sagten zu mir, dass ich mich doch beruhigen soll und dass es doch nicht schlimm sei und nur ein kleiner Eingriff. Ich habe sie angemeckert und gesagt, dass ich mein Baby verloren habe. Als ich nach der OP wach geworden bin, stand einer der Zwillinge direkt vor meiner Tür im Brutkasten. Es war ein Albtraum. 2 Stunden nach der OP habe ich mich dann selbst entlassen, weil ich auch wieder auf die Entbindungsstation gebracht wurde.

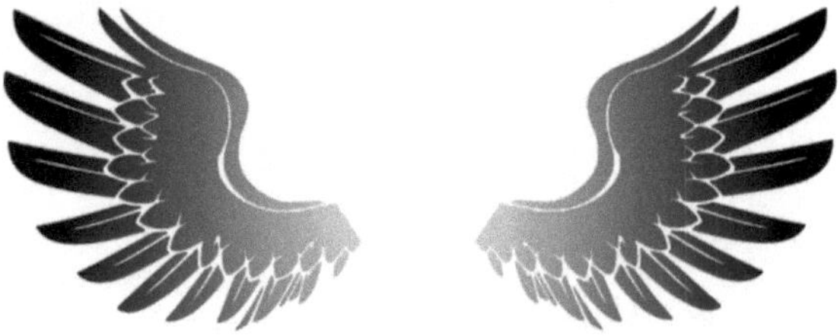

Nach diesem Erlebnis haben wir uns entschieden, uns erstmal kennen zu lernen und alles langsam angehen lassen. Mein Mann und ich

haben uns einen Monat, nachdem wir zusammengekommen sind, verlobt.
Ich habe dann wieder angefangen, in einem Hotel zu arbeiten. Leider nicht lange. 2 Wochen nach Arbeitsbeginn wurde ich mit einer Lungenentzündung krank. In dieser Zeit wurde aber auch eine erneute Schwangerschaft festgestellt. Ich habe sofort ein Beschäftigungsverbot bekommen. Ich hatte wahnsinnige Angst, dass wieder etwas passiert. Die Schwangerschaft verlief einigermaßen gut. Mein Mann und ich haben geheiratet als ich in der 13. Schwangerschaftswoche war. Ich hatte zwar viele typische Probleme, aber meinem Baby ging es gut. In der 25. Schwangerschaftswoche hatte ich eine Gebärmutterhalsverkürzung. Ich lag eine Woche im Krankenhaus. In dem Krankenhaus waren alle total lieb zu mir. Ich sollte mich natürlich bis zum Ende der Schwangerschaft schonen. 3 Wochen vor dem errechneten Entbindungstermin kam mein Sohn zur Welt. Er war zwar recht klein und leicht, aber ihm ging es sehr gut. Wir waren sehr erleichtert und glücklich.
Nach der Schwangerschaft haben wir uns voller Dankbarkeit entschieden, dass uns 2 Kinder reichen.

Bei mir wurden dann ein paar Erkrankungen festgestellt. Ich habe eine Laktose- und Fructose Intoleranz und musste einen Termin zur Darmspiegelung machen. Vor dem Eingriff musste ich eine Urinprobe abgeben, weil es unter Narkose gemacht wurde. Die Arzthelferin wollte mir gerade den Zugang legen, als ihre Kollegin sagte, dass ich schwanger sei. Ich bin in Tränen ausgebrochen, weil ich damit überfordert war. Ich wollte es zu dem Zeitpunkt nicht. Ich habe mich nicht bereit gefühlt. Der Termin wurde dann abgesagt. Zu Hause haben mein Mann und ich ganz lange drüber gesprochen und haben uns natürlich für das Baby entschieden. Am nächsten Tag bin ich zu meiner Frauenärztin und sie hat die Schwangerschaft bestätigt. Ich konnte den Herzschlag sehen. 5 Tage später habe ich ganz leichte Blutungen bekommen. Ich bin dann sofort zur Ärztin. Sie sagte, ich soll mich schonen und Folsäure nehmen. Am gleichen Tag habe ich abends starke Blutungen bekommen. Mein Mann hat mich sofort zum Krankenhaus gebracht. Dort konnten sie nichts mehr erkennen. Ich musste auch sofort notoperiert werden, weil ich zu viel Blut verloren hatte.

Ich bin mit dem Verlust nicht klargekommen. Ich bin in ein tiefes Loch gefallen. Ich habe abgenommen, kaum geschlafen, fast nichts gegessen usw. Ich habe eigentlich nur funktioniert. Ich wollte morgens nicht aufstehen, aber ich musste. Meine Kinder haben mich ja gebraucht. Ich habe mir dann psychologische Hilfe gesucht und bin dort immer noch. Es hilft mir sehr, darüber zu sprechen und jemanden zu haben, der mich versteht.

Das Thema Schwangerschaft war für mich abgeschlossen. Ich habe auch sehr lange gebraucht, um die Nähe von meinem Mann wieder zuzulassen. Wenn wir uns nähergekommen sind und es intimer wurde, habe ich abgeblockt und bin in Tränen ausgebrochen.
Durch meine Erkrankung muss ich immer aufpassen, dass ich nicht wieder schwanger werde.
Meine Periode war immer unregelmäßig. Ich hatte alle 2 Wochen Blutungen, trotz Pille. Ich habe dann eine andere Pille bekommen, ohne Laktose.

Nachdem meine Periode fast 6 Wochen her war, machte ich einen Test. Ich habe es auf die Unregelmäßigkeiten geschoben. Aber der Test war sofort eindeutig. Ich habe mich überraschenderweise sehr gefreut. Es sah alles gut aus. Ich hatte den Termin bei meiner Ärztin. Ich habe das erste Bild bekommen, den Herzschlag gesehen und der Mutterpass wurde vorbereitet. Mir ging es richtig gut. In einer Nacht bin ich gegen 2 Uhr wach geworden, weil ich zur Toilette musste. Als ich aufgestanden bin, habe ich gemerkt, dass etwas meine Beine runter läuft und irgendwas auf den Boden gefallen ist. Ich bin zur Toilette und überall war Blut. Es war alles wie ein böser Traum. Ich fing an, zu weinen, hab meinen Mann gerufen. Ich saß gefühlt eine halbe Ewigkeit dort. Er hat dann sofort seinen Bruder angerufen, damit er vorbeikommt und auf unseren Sohn aufpasst. Ich bin noch schnell unter die Dusche, weil ich das Blut entfernen wollte. Aber es hörte nicht auf. Es wurde immer mehr. Im Krankenhaus angekommen, haben die Ärzte mir schon gesagt, dass ich damit rechnen muss, dass es wieder ein Sternenkind ist. Die Ärztin war total lieb und hat versucht, mich zu beruhigen. Sie hat ein Ultraschall gemacht und plötzlich sagte sie, dass mein Baby noch da ist und dass das Herz noch schlägt. Ich musste dableiben und wurde gut versorgt. 3 Tage lang wurden dann noch Tests gemacht. Der HCG-Wert ist gestiegen, aber samstags war kein Herzschlag mehr da. Ich wollte die Hoffnung nicht aufgeben, weil es „Eckenhocker" gibt, bei denen man den Herzschlag nicht immer sieht. Montags bin ich erstmal entlassen worden. Die Blutung war fast weg. Nachmittags bin ich zu meiner Frauenärztin. Sie konnte aber auch keinen Herzschlag sehen.

Mein Mutterpass war fertig. Ich hatte immer noch Hoffnung. Mittwochs bin ich wieder zur Ärztin zur Kontrolle und da hat sie festgestellt, dass das Baby geschrumpft ist. Ich musste es gehen lassen. Ein Hämatom hatte sich gebildet. Ich sollte für die OP wieder in ein Krankenhaus. Ich hatte die Tage davor zu viel Blut verloren und war schlapp. Deswegen musste ich hin. Im Krankenhaus angekommen musste ich warten. Dann wurde ich untersucht. Die Ärztin war irgendwie komisch und ich habe mich nicht wohl gefühlt. Sie fragte mich dann, ob ich nüchtern wäre. Ich habe ihr gesagt, dass ich 3 Stunden vorher Kaffee mit Milch und Zucker getrunken habe. Sie sagte, dass sie mich dann nicht operieren könne. Ich habe für den nächsten Tag einen Termin bekommen. Ich teilte ihr mit, dass ich wieder ein Hämatom habe, und meine Frauenärztin sagte, ich solle so schnell wie möglich operiert werden. Aber die Ärztin meinte, es würde nicht platzen. Wir sind dann wieder nach Hause. Ich habe mich auf die Couch gelegt. Mein Mann war einkaufen und hat Essen gekocht. Unser Sohn war bei der Tante und meine Tochter bei ihrem Vater. Ich habe mir den Mutterpass genommen und das Bild angeschaut und musste weinen. Danach bin ich eingeschlafen. Meine andere Schwägerin kam nachmittags zu uns. Wir haben zusammen gegessen. Ich hatte eigentlich keinen Hunger, aber ich habe eine Kleinigkeit gegessen. Während des Essens musste ich zur Toilette. Und da ist es wieder passiert. Überall Blut, hab wieder etwas verloren. Ich habe so geweint und wollte das Blut weg machen. Dann kam mein Mann. Er hat es wohl gemerkt, weil ich zu lange im Bad war. Er hat sofort einen Krankenwagen gerufen.

Die kamen auch recht schnell und waren total lieb. Sie sagten, dass das Krankenhaus, in dem ich lag, besetzt wäre und dass wir in ein anderes müssen. Mir war alles egal. Im Krankenhaus angekommen, haben die Sanitäter erklärt, was passiert ist, und diese Schwester war so unfreundlich und sagte, dass ich eigentlich dahin muss, wo ich schon bekannt sei. Aber sie schaue mal, was sie machen kann. Ich sollte im Flur stehen bleiben. Ich habe mich dort nicht wohl gefühlt und den Sanitäter gebeten, mich in das andere Krankenhaus zu

bringen. Das hat er auch sofort gemacht. In dem Krankenhaus wurde ich wieder sehr freundlich behandelt. Am gleichen Tag wurde noch die OP gemacht. Im OP Bereich waren auch alle total einfühlsam. Ich konnte mich nicht beruhigen und war die ganze Zeit am Weinen. Die OP wurde vorbereitet und bevor ich die Narkose bekommen habe, kam eine der Schwestern zu mir, streichelte mir über die Wange und sagte ganz ruhig "*ein Engel geht auf Reisen*".
Danach bin ich eingeschlafen.

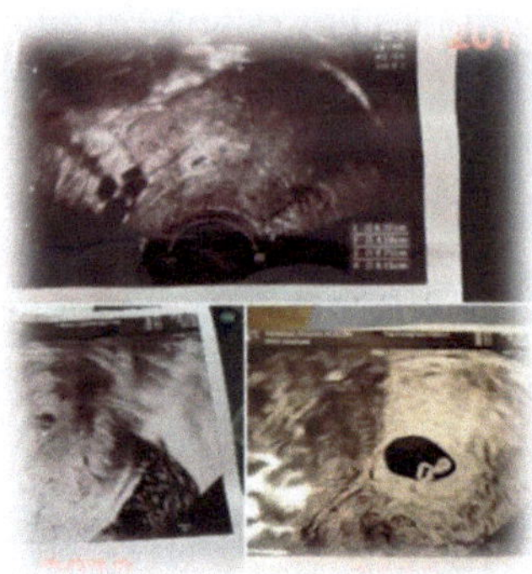

Ich komme mit dem Verlust nicht klar. Aber das Leben muss weitergehen. Nach dem letzten Verlust war mein Kinderwunsch extrem. Ich wollte unbedingt direkt wieder schwanger werden.
Jetzt werde ich meinem Körper aber erstmal Zeit geben, weil im April diesen Jahres bei mir Morbus Crohn festgestellt wurde. Ich muss nun 5 Monate Kortison nehmen.

Wenn es irgendwann nochmal klappt, bin ich sehr dankbar, aber momentan muss ich mich selber wieder fangen und meinem Körper die Erholung gönnen, damit wir wieder stark für eine eventuelle Schwangerschaft sind.

Ich weiß, dass meine Babys im Himmel nicht alleine sind, und das gibt mir Kraft.
Der Tag, an dem ich die Blutungen bekommen habe, ist auch der Todestag von meinem Opa. Ich glaube, er hat mein Baby zu sich genommen, weil es wahrscheinlich nicht gesund gewesen wäre.
Meine Sternenkinder werden immer in meinem Herzen sein und bald auch auf meiner Haut. Das hilft mir bei meiner Trauerarbeit, das ist meine Erinnerung an sie.

Christiane Denzkowski

Der Traum, der zum Alptraum wurde

Meine Geschichte beginnt mit der Geburt meines ersten Sohnes im. Er kam durch einen Not-Kaiserschnitt auf die Welt, was ja heutzutage nicht ungewöhnlich ist. Das er mit dem Kopf feststeckte und die Ärzte ihn quasi rauszerren mussten, allerdings schon. Eine anschließend 3-stündige Not-Operation aufgrund von meinen inneren Blutungen und einen 5tägigen Aufenthalt auf der Intensivstation haben die erste Geburt zu einem Alptraum gemacht.

Mein Traum waren trotzdem schon immer 2 Kinder. Also haben wir natürlich weiterhin nicht verhütet. Bald war ich dann wieder schwanger. Mein Mann war zu der Zeit auf einer mehrtägigen Schulung, als ich den positiven Test in den Händen hielt. Ich habe mich so sehr gefreut und wollte ihn mit der Nachricht überraschen, da er 2 Tage später heim kam. Ich hab direkt einen Termin beim Frauenarzt gemacht.

Nur wenige Stunden später begann ich zu bluten. Erst nur ganz leicht, doch es wurde immer mehr und mehr, sodass ich innerlich schon fühlte, dass es ein Abgang war. Trotzdem, um die endgültige Gewissheit zu haben, ging ich zum Frauenarzt, der meine Vermutung bestätigte. Es tat weh, denn ich wünschte mir dieses Kind so sehr, den Spielgefährten für meinen Sohn. Es war noch sehr früh in der Schwangerschaft, 5. Schwangerschaftswoche laut Frauenarzt. Wir versuchten es weiter, bis ich wieder einen positiven Test in den Händen hielt. Nach den ersten Freudenschreien kam dann gleich die Angst, die Angst davor, das es wieder so endet wie im Jahr davor. Die ersten 2 Wochen ging ich nicht zum Frauenarzt, aus Furcht. Aber die Tage vergingen und nichts passierte.
Beim Frauenarzt sagte man mir, dass es eine Risikoschwangerschaft ist, aufgrund der Fehlgeburt im Vorjahr und da das Baby sehr tief liegt. Es haben sich an der Narbe Verwachsungen gebildet. Das Baby lag sehr nahe an der Narbe. Man müsse das im Auge behalten, aber bis dato sah alles sehr gut aus. Und das Baby könnte noch hochrutschen. Da war ich in der 7.SSW. 1x die Woche sollte ich nun zur Kontrolle kommen. Unser Baby entwickelte sich gut, bis ich eines Tages spät

abends Blutungen und schlimme Krämpfe bekam. Mein Mann war nicht zu Hause, er war auf einem Junggesellenabschied.

Also litt ich leise und weinte die ganze Nacht. Ins Krankenhaus fahren konnte ich nicht, unser Sohn schlief nebenan. Ich war sicher, auch dieses Baby verloren zu haben. Kaum war mein Mann zu Hause, brachte er unseren Sohn zu den Großeltern und mich ins Krankenhaus. Unserem Baby ging es gut, es war stark, strampelte kräftig und das Herzchen schlug auch. Es wurden Einnistungsblutungen vermutet. Doch auch da wurde mir gesagt, dass es sehr tief liegt. Mir fiel ein Riesenstein vom Herzen, doch das sollte nicht von langer Dauer sein. Eigentlich war es der Anfang vom Ende. Nur 3 Tage später bekam ich von meiner Frauenärztin eine Überweisung ins Krankenhaus... . Sie glaubte nicht, das ich das Baby austragen könnte, da es statt höher zu rutschen immer mehr zur Narbe hin wanderte.

Der Oberarzt der Frauenklinik untersuchte mich und bestätigte das, was auch meine Frauenärztin sagte. Das bedeutete für uns, dass das Baby genau auf der Narbe lag, was zu dem Zeitpunkt (9.SSW) noch nicht sehr schlimm war. Aber je weiter die Schwangerschaft fortschreiten würde, desto größer wäre das Risiko, das ich innerlich aufreiße und verblute. Er sagte, wir würden es wahrscheinlich nicht mal bis zur 16.SSW schaffen. Die Narbe war schon sehr gespannt, daher kamen auch die Blutungen. Sie begann schon zu reißen!

Also mussten wir die für uns schwerste Entscheidung unseres Lebens treffen: Gehen wir das sehr hohe Risiko ein, das ich (und unser Baby) die Schwangerschaft nicht überleben, oder lassen wir es entfernen. Ich hatte zu diesem Zeitpunkt einen 2 Jahre alten Sohn. So sehr ich dieses Baby wollte, wollte ich dennoch nicht, dass mein kleiner Mann an meiner Hand ohne seine Mama aufwachsen muss.
Also entschieden wir uns gegen das Baby in meinem Bauch.

Der nächste Schlag ins Gesicht kam dann 1 Tag später, als ich ins Krankenhaus kam, in dem Glauben, es würde eine Ausschabung gemacht werden. Eine Ausschabung war zu riskant wegen der tiefen Lage, die Gefahr, dass die Ärzte die Gebärmutter hätten mit

entfernen müssen war zu groß. Und durch das vermehrte Blut in meinem Körper, wäre der Blutverlust zu hoch. Ich wurde auf Station aufgenommen und bekam 1 Woche lang eine medizinische Abtreibung.
Dabei wurde mir jeden Tag eine abgeschwächte Form der Chemotherapie gespritzt, die unser Baby abtöten sollte. Wie man sich vorstellen kann war ich über diese Methode mehr als tieftraurig. Das schlimmste an der ganzen Sache waren nicht die Spritzen, die waren nach wenigen Sekunden vorbei sondern meine Gefühle. Ich versuchte mir in der Woche so wenig Gedanken wie möglich zu machen, was da gerade in mir passiert. Doch bei der Abschlussuntersuchung zu sehen, dass es sich nicht mehr bewegt und das Herz nicht mehr schlägt hat mich so unendlich tief verletzt… .

Und die Nachricht, dass ich ohne eine Operation, um das verwachsene Narbengewebe zu entfernen und neu zu vernähen, zu 95% nicht mehr in der Lage dazu bin, ein Kind auszutragen, hat mir dann den Rest gegeben. Ich kann zwar schwanger werden, aber das Kind dann nicht behalten. Es kommt selten vor, dass sich Embryos direkt auf der verwachsenen Narbe platzieren. Aber wenn es passiert, dann ist die Wahrscheinlichkeit, dass es immer wieder passiert sehr sehr hoch. Aus mein Traum vom zweiten Kind. Für mich am allerschlimmsten war jedoch die sich scheinbar endlos ziehenden Monate nach dem Krankenhausaufenthalt: 3 Monate musste ich noch mit unserem toten Baby im Bauch leben, bis es sich zurück gebildet und aufgelöst hatte.
Ich wusste es war noch da, aber würde niemals an unserer Hand sein.
In der Zeit musste ich jede Woche zum Frauenarzt zur Blutabnahme um den HCG Wert zu überprüfen, dass er rückläufig bleibt und natürlich alle paar Wochen zum Ultraschall.

Ich habe lange gebraucht, um mit diesem für mich traumatischen Erlebnis klar zu kommen. In dieser Zeit war mein Sohn an meiner Hand und mein Mann mein größter Halt. Durch sie konnte ich weiter machen, für sie wollte ich weiter machen.
Ich bin so unendlich dankbar für meine beiden Männer, denn ohne sie hätte ich das nicht durchgestanden. Ich habe natürlich trotzdem noch meine guten und schlechten Tage. Aber die Guten überwiegen

derzeit.

Ob wir uns für die OP entscheiden, wissen wir noch nicht, denn auch diese OP ist keine Garantie für eine "normale" Schwangerschaft. Auch auf der neuen Narbe könnten sich wieder Verwachsungen bilden.
Vorerst haben wir uns gegen die Operation entschieden.

Ich werde meine Sternchen immer in meinem Herzen tragen, unsere kleinen Engel, die über ihren großen Bruder wachen.

A.Z. aus Krefeld

Ohne Dunkelheit kann man keine Sterne sehen

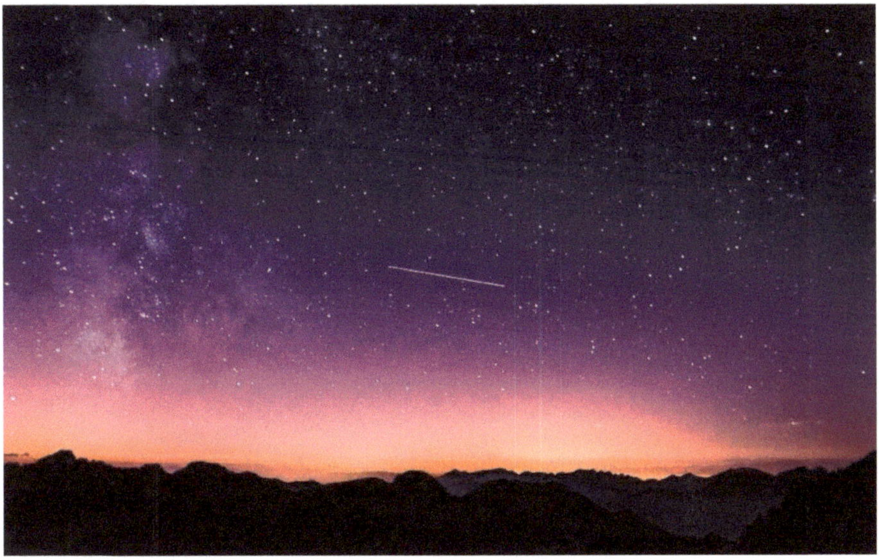

In meiner Geschichte erzähle ich von meinen beiden Sternenkindern. Es geht um den Verlust, den Schmerz und das Tabuthema Fehlgeburt, was es nicht mehr sein sollte. Es geht aber auch um Hoffnung und Vertrauen und wie mich die beiden Fehlgeburten, trotz der schlimmen Erfahrungen, auch in meinem Kinderwunsch bestärkt haben.

Minimi

Minimi war ein absolutes Wunschkind. Wir hatten gerade unsere Hochzeit gefeiert. Keine 3 Wochen danach hielt ich einen positiven Schwangerschaftstest in der Hand. Ich war überwältigt von Gefühlen. Gefühle die nur werdende Mütter beschreiben können. Man entwickelt sofort eine besondere Bindung zu diesem kleinen Wesen, was zu der Zeit nur die Größe eines Korns hatte.
Ich habe meinen Mann überrascht; er konnte es nicht glauben, dass es beim ersten Versuch direkt geklappt hatte. Wie sich später herausstellen sollte, eine trügerische Vorfreude gepaart mit Emotionen und Unwissenheit in dieser Materie. Die Freude konnten wir aber nicht lange für uns behalten und erzählten auch früh den engsten Familienmitgliedern und unserem Freundeskreis davon.

Ich hatte bereits einen ersten Termin beim Frauenarzt. Man konnte zwar noch nichts außer die Fruchtblase sehen, aber keinen Grund zur Sorge, hieß es; das könne ganz normal sein. Womöglich habe sich der Eisprung verschoben oder es sei ein Eckenhocker etc. Ich solle in zwei Wochen wiederkommen, hieß es. Der zweite Termin kam, damals in der 7. Woche und es war immer noch kein Herzschlag zu sehen. Wieder die gleichen Erklärungen, diesmal nicht ganz so optimistisch aber ohne die möglichen negativen Optionen zu nennen. Wir gingen also wieder hoffnungsvoll nach Hause um den Termin nach unserem Urlaub abzuwarten. Bis dahin ist mir kein einziges Mal der Gedanke gekommen, es könnte etwas nicht stimmen. Ich hatte noch nie im persönlichen Umfeld von einer Fehlgeburt gehört. Ich hatte natürlich mal gelesen, dass es vorkommen könnte und doch habe ich diesen Gedanken nie zugelassen, da ich naiv und unwissend in diesem Thema war.

Im Urlaub kamen dann aber langsam die Zweifel. Ich fing an zu googeln, über Entwicklungsstadien und mögliche Unterschiede von Frau zu Frau und je weiter ich die Recherche forttrieb, desto öfters tauchten Wörter wie "Fehlgeburt", "Windei", "natürlicher Abgang" und "Missed abortion" auf. Ich war geschockt zu lesen dass statistisch gesehen jede 5. Schwangerschaft in einer Fehlgeburt endet. Warum hatte mich dieses Thema nie erreicht? Warum werden wir Frauen (aber natürlich auch Männer) in keinster Weise über diese Ziffer aufgeklärt? Als Betroffene ist das nicht mit einem Nebensatz wie "Ja, kann mal passieren" abgetan.

Der Arzt bestätigte mir beim dritten Termin in der 9. Woche dann leider die Befürchtung. Es hatte sich nicht richtig entwickelt und in dieser Woche müsste definitiv etwas zu sehen sein und vor allem ein Herzschlag. Bei mir war es jedoch ein Windei, also eine Fruchtblase ohne richtigen Embryo. Es zog mir den Boden unter den Füssen weg. Ich war trotz Recherche unvorbereitet und stand unter Schock. Unter Tränen und unfähig zu denken, nahm ich die Überweisung zur Ausschabung entgegen und versteckte mich den Rest des Tages heulend unter der Decke. Ich hatte für den Tag danach direkt den Termin zur Ausschabung, über die anderen möglichen Optionen eines natürlichen Abgangs wurde ich nicht aufgeklärt. Und so ging ich ziemlich unvorbereitet und nervös zu diesem Termin. Ich wusste nicht was auf mich zukommt, wie der Prozess ablaufen würde, nichts. Alles ging so schnell, dass ich keine Zeit hatte diese neuen Erfahrungen zu verarbeiten.

Mein Mann brachte mich danach nach Hause, versuchte für mich da zu sein aber ich konnte und wollte nichts annehmen. Da war einfach nur eine Leere in mir, die ich so nie zu vor gespürt hatte. Ich war unmotiviert etwas zu unternehmen und unfähig einen klaren Gedanken zu fassen. Ich kapselte mich komplett in meine Trauer ein und ließ niemanden an mich ran, weinte ununterbrochen. Nach vier Tagen bin ich dann doch kurz vor die Tür. Jedoch brach mein Kreislauf zusammen, ich hatte starke Blutungen und wehenartige Schmerzen. Mit Blaulicht kam ich ins Krankenhaus, da die Sanitäter Angst hatten, ich würde verbluten. An die Notaufnahme erinnere ich mich als wäre es die Hölle auf Erden. Ich wurde von verschiedenen Ärzten und Schwestern immer wieder untersucht und gefragt, was ich hatte, wo die Schmerzen seien, was geschehen sei. Das erst Mal hatte ich den Sanitätern unter Tränen alles erklärt, davor 3 Passanten die mich gefunden hatten, danach dem Anästhesisten, der Schwester, dem Oberarzt und schließlich der operierenden Frauenärztin. Meine Wut wuchs von Mal zu Mal über diese Unfähigkeit und Empathielosigkeit der Ärzte, denen ich ausgeliefert war. Konnten die denn keine Akte lesen? Die Tortour, alles wieder und wieder erklären zu müssen, prägt mich bis heute.
Bei der ersten Ausschabung waren die Ärzte wohl zu "vorsichtig", sodass noch Reste in der Gebärmutter verblieben seien. Der Körper hat in dieser ganzen Zeit nicht verstanden, dass die Schwangerschaft eigentlich beendet sei, daher habe er die Überreste weiterhin versorgt, daher also die starken Blutungen und der Kreislaufkollaps. Ich wurde am gleichen Tag wieder in den OP geschoben, danach ging es mir körperlich etwas besser.

Die ganze Zeit war mein Mann für mich da, im Krankenhaus und zu Hause. Jedoch stieg bei ihm immer mehr die Verzweiflung auf, mir nicht helfen zu können. Er konnte mich aus meinem Loch nicht rausholen, was zu einer Hilflosigkeit seinerseits führte, die uns sehr distanzierte. So entstand auf beiden Seiten eine Gereiztheit und daraus entwickelten sich Streitereien. Wir waren einige Wochen in diesem Strudel gefangen, bis mein Mann mich bat mit zu einer

Psychologin zu kommen. Es gibt zu diesem Thema viele Meinungen, aber ich war fertig mit der Welt und wollte nur dass es aufhörte, also bin ich mit. Heute bin ich dankbar dafür. Wir waren ein einziges Mal da, aber es hat unsere Beziehung in dem Moment gerettet. Es gab endlich jemand, bei dem ich mich nicht rechtfertigen musste, jemand der meine Worte und Gefühle nicht hinterfragt hat sondern einfach nur zugehört und mich hat weinen lassen. Das Beste dabei war, dass sie meinem Mann meine Bedürfnisse klar machen konnte. Er war danach wie ausgewechselt und hat auch selber trauern können. Wir Frauen sind in einer solchen Situation sehr mit uns selber beschäftigt, weil es unseren Körper betrifft. Aber auch Männer leiden unter der Situation. Ich habe es damals nur nicht erkannt. Als ich täglich heulend im Bett lag, war er der Starke der für uns alles am Laufen hielt. Er hat gearbeitet, eingekauft, geputzt, gekocht und gleichzeitig versucht, für mich da zu sein. Ich sah nur wie er das Leben fortgeführt hat als wäre nichts gewesen. Ich war wütend und enttäuscht, fühlte mich unverstanden und zurückgelassen, dass ihm dieses Ereignis - im Gegensatz zu mir- nichts auszumachen schien. Dabei hat er nur für uns funktioniert. Das alles konnten wir in dieser einen Sitzung mit der Psychologin aufarbeiten und ich kann nur jedem Paar darin bestärken, sich ebenfalls Hilfe zu holen.

Krümel:
Nach einigen Wochen war ich wieder einigermaßen hergestellt. Die Trauer verschwindet nie ganz aber man lernt damit umzugehen. Der Wunsch nach einem Kind war größer als die Angst vor einer erneuten Fehlgeburt und so versuchten wir es nach ungefähr 3 Monaten nochmal. Wieder wurde ich sofort schwanger. Die Freude war groß und wir redeten uns Mut und Hoffnung zu, dass diesmal alles gut gehen würde. Ich wartete absichtlich mit dem ersten Arzttermin bis in Woche 7 und wurde belohnt, mit einem kleinen Herzschlag. Die Entwicklung sei zwar nicht ganz so weit, aber womöglich gab es auch hier einfach eine Verschiebung des Eisprungs, sodass ich in Wahrheit erst Ende der 5. Woche wäre. Ich war erleichtert und unheimlich dankbar unseren Krümel sehen zu dürfen. Zwei Wochen später sollte ich wiederkommen und das taten wir natürlich. Ich habe es auf dem Ultraschall direkt erkannt. Keine Entwicklung zum letzten Mal und kein Herzschlag mehr da. Wieder kamen die Gefühle hoch, aber diesmal war es nicht Trauer, sondern Wut. ich war wütend auf meinen Körper,

auf die Ärzte und auf die ganze Welt. Warum hatte ich nichts gemerkt? Ich als Mutter sollte doch merken, wenn das eigene Kind nicht mehr lebt?
Der Prozess der Ausschabung etc. war mir nun bekannt, entsprechend ging ich viel gefasster in diese OP rein. Ich habe getrauert aber es war einfach nichts mehr da außer ein großes "Warum?".

Ich habe meine ganze Wut in die Nachforschung gelegt und uns schließlich bei der Kinderwunschklinik vorstellig werden lassen. Einen Schritt den ich nicht bereue. Sie haben mir das Gefühl gegeben, nicht alleine mit dem Problem dazustehen und unseren Kinderwunsch mit uns zusammen vorantreiben zu wollen. Nach vielen Tests wurde außer einem starken Vitamin D-Mangel nichts Auffälliges gefunden, was mich etwas frustrierte. Ich wollte Antworten auf das "Warum". Diese bekam ich jedoch nicht und niemand konnte uns genau erklären wie es zu den beiden Fehlgeburten gekommen sei.

Heute bin ich in der 17. Woche schwanger und diesmal sieht es gut aus. Unser Wunder ist gut entwickelt, zeigt eine gute Entwicklung und purzelt fröhlich in der Fruchtblase herum.
Ich bin zwar über das erste (kritische) Trimester hinaus und doch begleiten Panikattacken diese Schwangerschaft. Ich kann die Schwangerschaft nicht genießen, weil ich meinem Körper nicht mehr traue. Diese Unsicherheit wird mich die nächsten Monate begleiten und doch sind wir überglücklich. Wir haben unseren Wunsch nicht aufgegeben, halten zusammen als Paar und werdende Eltern und hoffen und glauben weiter fest an ein Happy End.

Minimi und Krümel werden nicht ersetzt. Sie sind der Grund, dass wir unser Wunder hoffentlich bald in den Armen halten dürfen. Dank ihnen sind wir enger zusammengewachsen.
Wir haben für Minimi in unserem Garten einen Pfirsichbaum gepflanzt. Entbindungstermin wäre März gewesen, im März blühte sie wunderschön, nun wo ich wieder schwanger bin trägt der Baum Früchte.
Ich glaube fest daran, dass alles aus einem Grund passiert. Wir möchten unseren Weg gerne selber wählen aber das geht nun mal nicht immer. Für alles hat das Universum einen eigenen Plan. Wir müssen uns nur darauf einlassen, damit er erfolgreich wird. Der

Glaube daran muss nicht zwingend einen religösen Hintergrund haben, sondern er muss nur echt sein. Dann ist alles möglich.

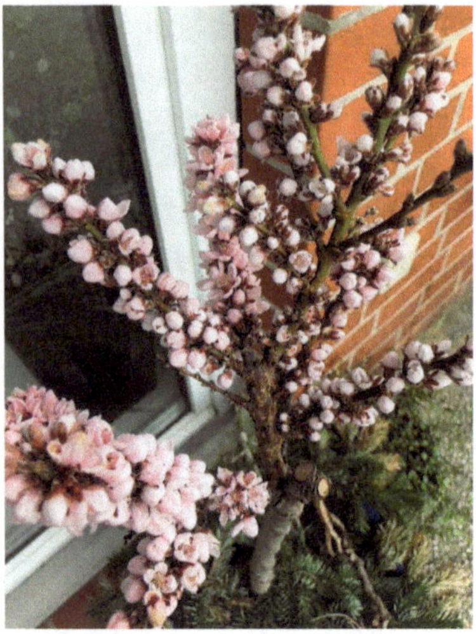

Autor: Birgitte

Nachtrag Januar 2021: Birgitte schrieb mir eine Nachricht, dass sie überglücklich einen gesunden Jungen im Arm hält. Das hat mich sehr gefreut und macht uns allen sicherlich am meisten Mut.

Das ungeplante Wunder

Vorgeschichte...

Mein Mann und ich sind seit unserer Jugend ein Paar. Uns trennen sieben Jahre Altersunterschied. Als wir uns kennenlernten, war ich 17 und er 24. Er hatte bereits eine Ausbildung abgeschlossen und einen festen Job, ich war gerade dabei mein Abitur zu schreiben und meinen Führerschein zu absolvieren. Auch persönlich gibt es bei uns ziemlich große Differenzen. Er ist schon immer der Draufgänger gewesen, jemand der im ganzen Dorf bekannt und zu dem nicht jeder positiv eingestellt war. Ich war schon immer eher ruhig und unauffällig, von vielen Menschen für meine unaufgeregte Art geschätzt, weshalb selbst einige unserer Freunde die Konstellation zwischen mir und meinem Mann nicht verstehen konnten.
Doch bekanntlich ziehen sich Gegensätze ja an und unsere Beziehung entwickelte sich zu einem tollen Abenteuer mit Höhen und Tiefen, mit guten und schlechten Zeiten.

Wie alles begann...

Als ich mein Studium der Sozialen Arbeit begann, musste ich mich einer Gesundheitsprüfung unterziehen. Der normale Routinecheck, ob man geeignet und belastbar genug ist, diesen Beruf auszuüben. Es wurden verschiedene Untersuchungen durchgeführt. Zwei Tage später dann die Auswertung.

Ich erinnere mich an diesen Tag wie heute, denn er veränderte mein Leben vollkommen. Ich ging zu meiner Hausärztin zum Auswertungsgespräch. Körperliche Untersuchung okay, nur etwas hoher Blutdruck der mit Tabletten eingestellt werden sollte. War jetzt nicht ganz so schön mit Anfang zwanzig, aber naja gut was will man machen. Besser als irgendwann einen Herzinfarkt oder Schlaganfall zu erleiden. Dann ging es weiter zur Blutauswertung. Dabei fiel ein Wert extrem auf und genau dieser Wert sollte so wichtig sein für meine Familienplanung. Sie erklärte mir die Abweichungen des Schilddrüsenwertes, fragte mich ob ich regelmäßig meine Periode bekomme. Ich konnte ihr die Frage nicht beantworten, nahm schließlich seit 4 Jahren die Pille. Ihr schlussendlicher Satz, brannte sich in mein Gedächtnis ein wie Feuer. "Frau H. Sie werden es vermutlich irgendwann sehr schwer haben auf natürlichem Weg schwanger zu werden und wenn Sie die Familienplanung angehen wollen, begeben Sie sich bitte in engmaschige, gynäkologische und endokrinologische Betreuung. Heutzutage gibt es viele Möglichkeiten der Natur auf die Sprünge zu helfen."

Schockstarre. Ich fühlte mich vollkommen alleine gelassen und musste das erst mal sacken lassen. Zu dieser Zeit bestand kein Kinderwunsch, ich wollte schließlich erst mein Studium beenden und einen festen Job haben. Dennoch stand für mich fest irgendwann Kinder bekommen zu wollen.

Zuhause angekommen brach ich erst mal in Tränen aus und berichtete alles meiner Mama und meinem Mann, die versuchten mich aufzubauen und zu beruhigen. Das war auch der erste Zeitpunkt bei dem ich mich gemeinsam mit meinem Mann über das Thema Kinder austauschte. Nach vielen Gesprächen war für uns klar, dass wir - sobald ich das Studium beendet und einen Job angetreten habe- mit der Kinderplanung beginnen wollten, denn es konnte ja mit den Jahren nur schwieriger werden als leichter.

Gesagt-Getan. Wir bezogen das leerstehende Firmenhaus meiner Eltern. Kurz zuvor setzte ich die Pille ab. Wir gingen es entspannt an, wollten uns nicht stressen, kannten schließlich unsere Chancen. Im Oktober hielt ich dann mein Bachelorzeugnis und einen festen Arbeitsvertrag in der Hand. In dieser Zeit wurde meine Periode immer unregelmäßiger, bis sie im November komplett ausblieb. Voller Vorfreude kaufte ich einen Schwangerschaftstest- negativ. Die Enttäuschung war groß. Im ganzen Dezember und Januar folgte keine Blutung. Langsam machte ich mir Sorgen und vereinbarte einen Termin bei meiner Gynäkologin. Welch ein Glück ich hatte, dass sie mich ernst nahm. Ich erzählte ihr die Problematik mit der Schilddrüse und die Zeit unseres unerfüllten Kinderwunsches. Sie untersuchte mich gründlich und übermittelte mir dann die nächste Hiobsbotschaft. "Frau H. es deutet alles auf das Polyzistische Ovarsyndrom hin und es wird vermutlich schwer werden, dass auf natürlichem Wege eine

Schwangerschaft zu Stande kommt. Sie produzieren zu wenige Hormone, die dafür zuständig sind, dass das Ei springt. Eventuell müssen wir nachhelfen. Wollen wir es erstmal natürlich versuchen oder gleich mit Medikamenten? "

Der nächste Schlag ins Gesicht. Nicht nur Hashimoto, sondern auch noch PCO. Ich entschied mich zunächst für die pflanzliche Variante und besprach dies mit meinem Mann. Er stand in allen Entscheidungen hinter mir. Sein Wunsch nach einem Kind war schließlich genauso groß wie meiner. Zudem belastete der Kinderwunsch unsere Beziehung immer mehr. Sex nach Plan ist nicht romantisch und bei uns ja leider auch nicht zielführend, was immer wieder zum Streitthema wurde. Ich war zwar sehr traurig über die Diagnose, aber dennoch froh zu wissen an was es liegt und dementsprechend handeln zu können. Es vergingen nach der Untersuchung 2 Wochen bis ich meine Periode bekam. Ich hatte also über 2 Monate darauf warten müssen. Unwissend, dass die nächste noch länger auf sich warten lassen wollte.

Als Ende März die Blutung erneut nicht eintrat und ich auch langsam aufgrund des unschönen Arbeitsklimas meiner Firma und aufgrund des Kinderwunsches psychisch am Ende war, entschied ich mich erneut den Gynäkologen aufzusuchen und mir Clomifen verschreiben zu lassen.
Ich musste also erst meine Blutung mit Chlormadion- Tabletten auslösen, um dann Clomifen einzunehmen, die zur Eirreifung führen sollen. Das hieß für uns Sex nach Plan. Sehr unromantisch, führte aber zum Ziel und ich durfte nach dem ersten Versuch positiv testen. Die Freude war riesig und so steinig wie der Weg zur Schwangerschaft war, desto mehr wurde ich mit einer unkomplizierten, beschwerdearmen und schönen Schwangerschaft und Geburt beschenkt, sodass mein Sohn vier Tage nach errechneten Entbindungstermin, kerngesund zur Welt kam und uns zu den glücklichsten Menschen dieser Erde machte. Sein Name "Theo", der so viel bedeutet wie "Geschenk Gottes" hat für uns eine ganz besondere Bedeutung bekommen, weil wir wussten welch Wunder wir da erleben durften.

Die Zeit nach der Geburt verhüteten wir sporadisch. Es konnte ja eh nichts passieren.

Wunder geschehen...

Dieses Jahr im März war dann unsere Hochzeit geplant und sollte unser Glück krönen. Pünktlich zu unserem 10. Jahrestag war das Standesamt angesetzt, am Wochenende dann die kirchliche Trauung. Pünktlich eine Woche vorher hat uns dann Corona einen fetten Strich durch die Rechnung gezaubert und wir mussten alles absagen und haben nur standesamtlich im kleinen Kreis heiraten dürfen. Dennoch waren wir glücklich nach genau zehn gemeinsamen Jahren noch mal offiziell "Ja" sagen zu dürfen und haben die Party auf zunächst unbestimmte Zeit verschoben.

Es war alles perfekt. Ich hatte nach meiner Elternzeit eine Arbeit gefunden, die mich wirklich erfüllte, wir hatten unser Wunschkind an der Hand und ein eigenes Haus.
Nach der Geburt unseres Sohnes hatte sich mein Zyklus auch etwas normalisiert und sich zwischen 30 und 38 Tage eingependelt. Außerdem merkte ich, wenn ich einen Eisprung hatte.
Irgendwann im Mai hatte ich dann ein komisches Gefühl.
Ich hatte auch nach 40 Tagen noch immer keine Blutung. Meine Brüste brannten wie Feuer und ich hatte enorme Probleme beim Ein- und Durchschlafen. Mein Bauchgefühl sagte mir irgendwie, dass da etwas nicht stimmt. Also kaufte ich einen Test immer noch der festen Überzeugung, dass das ja gar nicht möglich sein kann. Es war auf den Tag genau 3 Jahre nach meinem ersten positiven Test aus dem mein Sohn entstand.

Ich wartete die Minuten, die mir wie eine Ewigkeit erschienen ab, um dann völlig schockiert "schwanger" zu lesen. Ich hatte wirklich mit allem gerechnet, aber damit nicht und der Zeitpunkt war nun auch nicht optimal, wir wollten ja erstmal unsere Hochzeit nachholen, es war alles vorbereitet und in mein Kleid würde ich dann auch nicht mehr passen. Geschockt rannte ich zu meinem Mann und begann zu weinen. Aus Angst, aus Freude, aus Verzweiflung. Er war genauso geschockt wie ich. Das Kind hätte den selben Entbindungstermin gehabt wie mein erster Sohn und die beiden wären dann genau drei Jahre auseinander gewesen. Es dauerte bei uns beiden ein paar Stunden bis wir das alles realisiert hatten und dann kam die Freude.

Die Freude über ein zweites Wunder. Die Freude, dass unser Sohn großer Bruder werden würde, der Babys über alles liebt und schon freudestrahlend auf alle uns entgegenkommenden Mütter mit Kinderwagen zurecht. Die Freude, dass unsere Eltern noch mal einen Enkel bekommen. Die Freude, dass wir damit komplett wären.

Ich besorgte mir Folsäure in der Apotheke. Ich reservierte bei unseren Dienstleistern für die Hochzeit schon mal vorsorglich ein neues Datum im nächsten Jahr, den 08. Mai 2021, denn der schien ja für uns wirklich ein besonderes Datum zu sein. Ich informierte meine Vorgesetzte, da ich als Sozialarbeiterin im Gesundheitssystem angestellt war und ein hohes Risiko aufgrund von Corona bestand. Ich teilte die Freude mit meiner besten Freundin, meiner Schwägerin, meiner Mama und meiner besten Arbeitskollegin. Weiter war niemand eingeweiht und das sollte auch erst mal so bleiben. Macht man ja so die ersten 12 Wochen, dachte ich. Ich dachte allerdings nicht, dass es mich ereilen könnte, unser ungeplantes Wunschkind zu verlieren.

Wie in der ersten Schwangerschaft auch, hatte ich kaum Probleme. Ich fühlte mich gut und freute mich auf den ersten Termin beim Gynäkologen. So vergingen die Tage und ich konnte es kaum erwarten dieses kleine Wunder das erste Mal zu sehen. Dass es dazu nicht kommen sollte erahnte ich das erste Mal am 13. Mai...

Und so nahm das Schicksal seinen Lauf...

Ich kam nach der Arbeit nach Hause und stellte mich unter die Dusche. Ich bemerkte plötzlich wie etwas bräunliches den Abfluss hinunter gespült wurde. Sofort schellten bei mir die Alarmglocken. Ich kontrollierte den Ursprung dessen und
die schlimmste Befürchtung wurde wahr.

Sofort googlete ich ob Blutungen Ende der 6. Schwangerschaftswoche normal seien. Es gab dazu unterschiedliche Meinungen und Erfahrungen, deshalb beschloss ich am nächsten Morgen meine Gynäkologin aufzusuchen, die ihre Praxis in dem Krankenhaus hat, in dem ich arbeite.

Die Nacht schlief ich schlecht. Ich malte mir die schlimmsten Szenarien aus und bereitete mich schon darauf vor, dass mein Baby nicht mehr lebt.

Eine Stunde bevor mein Wecker klingelte, stand ich auf und ging ins Bad. Aus der leichten Schmierblutung, ist eine leicht dunkelrote und stärkere Blutung geworden. Pünktlich um 8.00 Uhr betrat ich mit einem großen Kloß im Hals die Praxis und schilderte unter Tränen mein Problem. Die Schwester versuchte mich zu beruhigen und bat mich Platz zu nehmen. Zwischendurch rief sie mich zum Aderlass auf, um den HCG-Wert zu überprüfen. Nach einer halben Stunde wurde ich zur Ärztin gerufen. Vor ihr brach ich erneut in Tränen aus, schließlich ahnte ich schon was mich erwartete. Sie redete ruhig auf mich ein, sagte sie schaue erst mal woher die Blutung kommt.

Noch nie in meinem Leben habe ich mich so verloren gefühlt. Alleine im Untersuchungszimmer, die Ärztin, die mir mitteilte, dass die Blutung aus der Gebärmutter kommt und sehr stark sei und sie auf dem Ultraschall schon nichts mehr sehen kann. Die Schwester, die mir die Hand hielt und mich betroffen ansah. Ich nahm alles wie unter einer Glocke war. Alles was die Ärztin sagte, bekam ich nur nebensächlich mit. Zu viele Gedanken kreisten durch meinen Kopf. Mir standen die Tränen in den Augen, ich bekam nur schwer Luft. Die Ärztin erklärte mir alle weiteren Schritte. HCG-Kontrolle in 2 Tagen, erneuter Ultraschall ebenso. Wenn Reste übrig bleiben würden, müsse ich über eine Kürettage nachdenken.

Sie wollte noch den Mutterpass meines ersten Kindes sehen, um zu schauen welche Immunitäten ich besitze und welche Blutgruppe. Die Ärztin schaute sich alles noch mal genau an und bat die Schwester noch einen Clamydien-Test zu machen, beziehungsweise mir den dafür vorgesehenen Urinbecher mit nach Hause zu geben. Nachdem alle Untersuchungen abgeschlossen waren, verließ ich die Praxis und kehrte zurück in mein Büro, in welchem meine Kollegin besorgt auf mich wartete.

Unter Tränen erzählte ich ihr als Erste was passiert war. Im Gespräch kam meine Vorgesetzte hinzu. Beide nahmen mich in den Arm und sprachen ihr Beileid aus.

Da ich mich nicht mehr in der Lage fühlte zu arbeiten, beendete ich meine Arbeit und fuhr nach Hause. Meine Mutter und mein Mann waren überrascht wieso ich schon zuhause war. Als sie mich jedoch weinen sahen, wussten beide was los war. Ich fühlte mich in diesem Moment jedoch nicht dazu in der Lage etwas zu sagen, sondern musste es für mich selbst erst mal verstehen. Ich ging ins Schlafzimmer und legte mich neben mein schlafendes Kind. Ich war dankbar, dass ich diese Erfahrung nicht bei ihm durchstehen musste, das Kind auf das wir so lange warten mussten. Ich schaute ihn an und streichelte seinen Kopf. Immer wieder liefen mir die Tränen über das Gesicht, wenn ich mir vorstellte, dass wir zu viert gewesen und er so ein toller großer Bruder gewesen wäre. Nach ein paar Minuten wurde er wach und sah mich an. Ich versuchte ihn anzulächeln und küsste ihn auf die Stirn. Er strahlte mich an und flüsterte "Mama, liebe dich." In diesem Moment brachen natürlich jegliche Dämme. Mein Mann kam hinzu und wir lagen uns zu dritt in den Armen. In diesem Moment war ich einfach nur dankbar, dass wir uns haben. Dieser Moment, ohne viele Worte, hat mir noch mal die Augen geöffnet und gezeigt, dass ich glücklich über das sein kann, was ich habe, so schlimm es auch ist. Ich habe das Glück ein gesundes Kind zu haben.
Generell bekam ich viel Zuspruch von allen, die von der Schwangerschaft wussten. Mir wurde angeboten darüber zu reden wenn mir danach war und ich wurde gefragt ob man irgendwas für mich tun kann.

Trotzdem macht man sich als Frau natürlich Gedanken. An was kann es gelegen haben? Wieso starb das Baby? Wieso passiert das ausgerechnet mir? Indirekt gibt man sich immer die Schuld an dem Verlust, obwohl das natürlich Blödsinn ist. Oft habe ich darüber gegrübelt weshalb mein Körper erst nicht in der Lage ist eine Schwangerschaft zu erzeugen und wenn er es dann doch schafft sie nicht zu halten.
Ich bin am nächsten Tag gleich wieder arbeiten gegangen. Im Nachhinein betrachtet, wäre es vielleicht gut gewesen ein paar Tage zu Hause zu bleiben. Aber irgendwas gab mir das Gefühl, dass es nicht gerechtfertigt war. Schließlich war es ja noch kein "richtiges Baby", es passiert ebenso mehreren Frauen täglich auf dieser Welt. Eine Krankschreibung fühlte sich in diesem Moment an wie eine "Extra

Wurst". Ich weiß inzwischen, dass das Quatsch ist und das ich das vor allem für andere getan habe und nicht für mich selbst. Andererseits hat mich die Arbeit abgelenkt. Ich hatte keine Zeit nonstop an diesen Verlust zu denken und zu Hause musste ich für meinen Sohn funktionieren.

Abschließen konnte ich erst richtig damit als ich ein Gespräch mit meiner Vorgesetzten führte. Sie ist gute 30 Jahre älter als ich, wir haben ein sehr gutes Verhältnis, sind per Du und verbringen auch oft die Pausen miteinander. Sie fragte mich wie es mir geht und ob ich es meinen Kollegen erzählt habe, denn die machten sich Sorgen als ich am Tag der Fehlgeburt nicht zur Fallbesprechung erschien. Ich verneinte dies und sagte ihr, dass ich nicht möchte, dass es jeder weiß.

Als ob sie Gedanken lesen könnte, sagte sie zu mir: "Gib dir um Gottes Willen nicht die Schuld daran. Das darf kein Tabuthema sein, das muss dir nicht unangenehm oder gar peinlich sein. Du kannst nichts dafür, das ist oft eine Laune der Natur. Und wenn man darüber spricht geht es einem irgendwann besser und man bekommt erst mal mit, wie viele Frauen das erleben müssen, weil es gar nicht so selten ist."
Sie erzählte mir dann, dass sie immer den Wunsch hatte vier Söhne zu bekommen. Sie war auch vier Mal schwanger und verlor die Kinder zwischen der 10. Und 14. Schwangerschaftswoche. Geblieben ist ihr nur ein Sohn, den sie zur Welt bringen durfte. Und je mehr ich darüber nachdachte, desto ruhiger wurde es in mir. Dieses Gespräch hat mir enorm geholfen über diesen Verlust hinweg zu kommen.

Ich erzählte es meinem Mann und tauschte mich auch mit ihm aus. Er war so hilflos. Er sah zu wie ich funktioniere und konnte mir nicht helfen. Er selbst spricht selten über etwas, was ihn bewegt, frisst lieber alles in sich hinein und klärt es mit sich selbst. Ich habe ihn dann um ein Gespräch gebeten, um auch zu wissen wie es ihm damit geht. Natürlich war er verletzt und traurig. Er hatte sich schließlich genauso auf das Baby gefreut. Und dennoch gab es mir Kraft und jedes Mal wenn ich darüber rede, gehe ich stärker aus dem Gespräch heraus.

Jedes Ende ist auch ein neuer Anfang...

Auch wenn dieses Kind ungeplant war und uns in kurzer Zeit durch ein Meer voller Gefühle schwimmen ließ, so hat sein Verlust doch etwas Positives für uns. Wir wissen dieses Wunder noch mehr zu schätzen als vorher schon und sind uns nun ganz sicher, dass wir uns an einem Regenbogenbaby versuchen und wenn es gleich wieder klappen sollte, die Hochzeitsfeier auf nächstes Jahr verschieben werden. Und dennoch werden wir unser Sternchen, welches uns so unerwartet überrascht hat und nur so kurze Zeit bei uns blieb, nie vergessen und immer im Herzen tragen.

R.K.

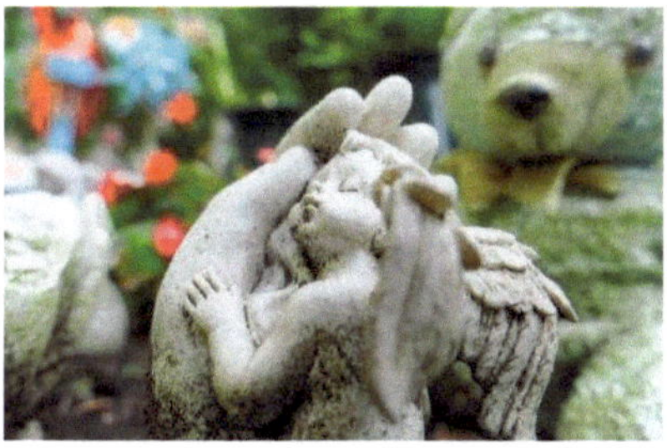

Gänseblümchen

Wir versuchten schon soooo lange schwanger zu werden, 2,5 Jahre. Ich habe mir einen Schwangerschafts Online-Kongress und einen Podcast angehört, beides von derselben Veranstalterin, weil ich doch "perfekt" vorbereitet sein wollte und außerdem solche Angst vor der Geburt hatte. Ich war noch nicht einmal schwanger, beschäftigte ich mich schon mit der Geburt. Aufgrund des Podcasts, in dem es um Hypnobirthing und positive Geburtsberichten ging, hat sich meine Einstellung verändert und auch die Angst wurde sehr viel weniger.

Tatsächlich wurde ich dann auch kurz nach diesem Online-Kongress auf natürlichem Wege schwanger. Unsere Reise hatte doch schon so lange gedauert (insgesamt 6 künstliche Befruchtungen, wobei eine mit einer Ausschabung in der 9. Woche endete).
Ich war die glücklichste Frau im Universum. Endlich hatte die Reise ein Ende, ich war am Ziel. Ich hörte mir weiter den Podcast mit den positiven Geburtsberichten an und meldete mich schließlich zu einem Hypnobirthingkurs an. Ich wurde immer "entspannter" zum Thema Geburt. So entspannt, dass ich mich sogar für eine Geburt im Geburtshaus entschieden habe. Beim ersten Kennenlernen und Treffen nachmittags mit der Hebamme im Geburtshaus wurde ich erneut bestätigt, dass dies die richtige Entscheidung ist. Ich habe sogar angefangen mich richtig auf die Geburt zu freuen. Die Hebamme hat mich untersucht und mir gesagt, dass alles gut aussieht.

Und noch an demselben Abend wurde alles anders. Ich hatte in der 18. SSW einen Blasensprung. Unwissend was gerade vor sich ging, sind wir vorsichtshalber ins Krankenhaus gelaufen, zu dem es nur ein kleines Stück zu Fuß war. Auf dem Weg dorthin konnte ich spüren, wie ständig immer etwas abging. Ich bekam immer mehr ein ungutes Gefühl, dass es Fruchtwasser sein muss, dachte ich am Anfang noch, es könnte evtl. Urin sein, da mein Baby vielleicht ungünstig liegt. Im Krankenhaus wurde der Verdacht bestätigt. Mein Baby lag im Trockenen, es war nichts mehr an Fruchtwasser da. Meine Welt stand still und ich war wie erstarrt. Es kam mir vor, als ob ich mich in meinem eigenen Film befand. Ich konnte das Gesicht der Ärztin, die den Ultraschall gemacht hat, nicht mehr vergessen.

Man hat mir gesagt, dass ich bleiben müsse und so sind mein Mann und ich auf Station gegangen. Es war bereits Mitternacht. Ich bekam sofort, und für die nächsten 10 Tage, Antibiose-Infusionen, um mögliche Infektionen aufgrund der offenen Fruchtblase zu vermeiden. Jeden Tag hofften wir, dass das Fruchtwasser neu gebildet wird und mein Engel eine weitere Chance bekommt. Nach 14 Tagen des Hoffens, Glaubens, Betens, unzähliger Tränen, vieler Ultraschalls, Gesprächen, Aufklärungen etc. mussten wir aufgeben. Die Ärzte machten uns klar, dass keine Chance mehr bestand. Zu diesem Zeitpunkt hatten auch wir das begriffen und standen vor dem schlimmsten Ereignis, das man sich als werdende Eltern vorstellen kann. Zuzustimmen, dass man jetzt offiziell aufgeben muss, und das obwohl es unserem Baby die ganze Zeit über gut ging, es war so tapfer und mutig.
In diesen Schwangerschaftswochen entwickeln sich die Lungen, d. h. die Lungenreife findet statt. Aber ohne Fruchtwasser besteht keine Chance auf Überleben.

Die Einleitung stand bevor und somit war klar, ich würde ohne mein kleines Baby das Krankenhaus verlassen. Ich habe meinem kleinen Engel die Spieluhr auf meinen Bauch gelegt, die wir erst kurz davor gekauft hatten, im Radio habe ich ihm den Klassiksender zur Beruhigung vorgespielt, in dem ich die Kopfhörer auf meinen Bauch gelegt habe. Ich konnte das Baby erst seit Kurzem spüren und nun, ohne Fruchtwasser, noch viel mehr. Ich habe es gestreichelt und ihm gesagt, wie sehr ich es liebhabe.

Ich kannte privat eine Hebamme im Krankenhaus und habe sie gebeten, mich irgendwie auf die Geburt vorzubereiten und mir meine Fragen zu beantworten. Sie hat das wunderbar und einfühlsam gemacht, ich war so froh und dankbar, aber vor allem etwas „erleichtert". Denn im Krankenhaus kam niemand auf die Idee, mit mir über die Geburt zu sprechen bzw. was ich denn machen muss, wie ich atmen muss etc.

Ich bin übers Wochenende nochmal nach Hause (mit dem Wissen, dass ich jederzeit Blutungen und/oder Wehen bekommen konnte bzw. es auch ohne Einleitung losgehen hätten können). Ich hatte solche Angst. Auch unendliche Angst vor den Gefühlen, die auf mich zukommen würden.
Montags wurde mir im Krankenhaus eine erste Tablette zur Einleitung gegeben und wir sind wieder nach Hause. Die Tablette hatte bei mir nichts bewirkt. So bin ich dann am Dienstagabend wieder stationär für die richtige Einleitung aufgenommen worden. Mittwochmorgen, 19 Tage nach Blasensprung, wurde mit anderen Tabletten die Einleitung fortgesetzt. Die Kontraktionen wurden von leichtem Ziehen zu einem immer Stärkeren. Ich kannte das gar nicht, da ich bis heute nie Regelschmerzen hatte. Im Kreißsaal angekommen wurden die Abstände immer kürzer, ich hatte am Ende kaum noch Zeit zur Erholung zwischen den Wehen.

Letztendlich ist die Geburt gut verlaufen, ich hatte so sehr mit mir und den Wehen zu tun, dass ich mich gar nicht auf mein Baby habe konzentrieren können, so wie ich es mir vorgenommen hatte.
Die Ärztin hatte mir vorab gesagt, dass mein Engel schlussendlich aufgrund des Stresses der Geburt sterben wird. Ich hoffe so sehr, dass mein Baby nicht leiden musste.

Mein Mann und ich wurden die meiste Zeit allein gelassen, was wir so auch gut fanden. Erst zum Ende hin blieben die Hebamme und die Ärztin bei uns. Beide waren sehr nett und haben sich entsprechend unserer Situation verhalten. Es war auch eine Hebammenschülerin dabei, von der ich aber nichts mitbekommen habe. Ich habe keine Gewalt unter der Geburt erfahren, weder gab es unpassende oder blöde Kommentare, noch wurde ich bei irgendetwas übergangen.

Meine Tochter „Gänseblümchen“ habe ich am wunderschönen 1. Mai mit 24 cm und 320 g still geboren.
Ich war vor der Geburt mit allem so überfordert und habe bereits vorab entschieden, dass ich mein Baby nicht sehen möchte. Ich hatte solche Angst, wie es aussehen könnte, dass ich dieses, evtl. „schlimme“ Bild vielleicht nicht mehr aus meinem Kopf rauskriegen würde etc. Weiterhin wollte ich auch das Geschlecht nicht wissen. Ich dachte, je weniger ich weiß und sehe, je weniger tut es weh.

Als Gänseblümchen geboren war, hat die Hebamme direkt gesagt "ein Mädchen", ich hatte versäumt, zu erwähnen, dass ich es nicht wissen wolle. Nun wusste ich: Ich habe eine Tochter. Und ich bin unendlich froh, dass ich es weiß. Sie hat mich dann gefragt, ob ich sie haben möchte. Auch das konnte ich einfach nicht. Ich habe es einfach nicht geschafft.

Die Ärztin und Krankenschwester haben uns vorab gesagt, dass es besser oder hilfreich wäre, sich sein Baby anzusehen, aber wie bereits erwähnt, konnte ich es nicht. Bei diesem Gedanken hat sich alles nur nach unfassbar großem Schmerz angefühlt.

Man hat uns gesagt, dass die Hebamme Fotos sowie Hand- und Fußabdrücke machen würde. Das hat mich getröstet und mich beruhigt, dass ich die Fotos ja irgendwann, wenn ich bereit dazu wäre, anschauen könne.

Nach einer Weile wurde ich zurück in mein Zimmer geschoben. Da ich keine Ausschabung wollte, musste ich 1 Nacht bleiben. Am nächsten Morgen wollte man nochmals mit einem Ultraschall sicherstellen, dass keine Rückstände in der Gebärmutter seien, welche sich sonst entzünden könnten. Als mein Mann abends nach Hause ging, hat es angefangen. Ich fühlte mich so wahnsinnig allein. Ich habe geweint. Am nächsten Morgen kam es dann erst richtig bei mir an. Es hat sich wirklich angefühlt, als ob ein Teil von mir gestorben ist und in gewisser Weise ist es auch so. Ich habe mich so unglaublich stark nach meinem Baby, nach meinem kleinen Engel gesehnt. Es war eine enorme Traurigkeit, ein riesengroßer Schmerz in meinem Herzen, eine unendliche Sehnsucht!

Ich wurde nochmals untersucht und mir wurde bestätigt, dass nichts mehr in der Gebärmutter sei und ich demnächst nach Hause dürfe.

An diesem Morgen hatten wir uns entschieden, dass wir unsere Tochter Gänseblümchen sehen möchten. Meine Angst war immer noch so groß. Mein Mann hat sich zuerst getraut. Ich habe ihn darum gebeten, sie zuerst anzuschauen. Er sagte, dass sie ganz friedlich aussieht, als ob sie schläft. Und auch, dass sie ganz "normal" aussieht. Das habe ich gebraucht, das musste ich hören, um meine Angst zu verlieren. Und dann habe ich mich getraut. Ganz vorsichtig. Ich wurde sofort mit einer riesengroßen bedingungslosen Liebe durchflutet. Sie war perfekt, so wunderschön und zauberhaft, wie ein Engel lag sie da in ihrem Körbchen, das mit einem schönen Tuch ausgelegt war, zart eingebettet in einem gehäkeltem lila Cocon. Als ob sie nur schlafen würde.

Bis heute habe ich es nicht geschafft, die Fotos, die die Hebamme für uns gemacht hat und die, die mein Mann gemacht hat, anzuschauen. Ich zehre noch von diesem einzigen Moment, den wir hatten. Aber zu wissen, dass ich sie habe, ist sehr erleichternd und beruhigend. Die Abdrücke konnte ich mir nach einiger Zeit anschauen. Mittlerweile habe ich sie mir sogar schon öfters angeschaut und mich daran erfreut, sogar ein Lächeln kommt über mein Gesicht. Mein Mann sagt, sie hat meinen Mund und meine Füße, was mich sehr glücklich macht.

Ich bin sehr froh, dass ich die Entscheidung getroffen habe und mein Baby angeschaut habe.
Bis heute gehen mir Gedanken durch den Kopf und ich bedauere einiges. Wenn ich die Zeit zurückdrehen könnte, hätte ich mein Baby so gerne auf der Brust gehabt. Ich hätte so gerne viel mehr Fotos gemacht, auch von mir und ihr – auch professionelle von einem Sternenkindfotograf. Ich wünschte, ich hätte sie einmal berührt, ihr über die Wange gestreichelt, ihr einen Kuss gegeben, aber ich habe mich nicht getraut. Ich hatte solche Angst, dass ihr Körper kalt ist und ich diese Erinnerung ewig haben werde. Das zu akzeptieren ist nicht leicht, aber auch das werde ich schaffen.

Das Krankenhaus ohne unser Baby zu verlassen fühlte sich so falsch an.
Mich anzuschauen, meinen Bauch anzuschauen...zu wissen, ich bin nicht mehr schwanger, dabei sollte sie doch jetzt noch in meinem Bauch sein und beschützt von mir sein, hat mich zerrissen. Ich konnte es einfach nicht glauben.
Ich wollte am liebsten einschlafen und in vielen Monaten erst wieder aufwachen. Wie sollte ich diese Zeit überstehen, wie sollte ich am Leben bleiben, jetzt wo alles keinen Sinn mehr hat?

In diesen ersten Wochen hat uns ProFamila unterstützt. Wir sind ganz kleine Schritte gegangen, jeden Tag einen weiteren kleinen. Alles hat so unglaublich viel Kraft gekostet. Das Aufstehen, das Hinsetzen, das Sprechen. Einfach Alles! Mein Mann war und ist bis heute mein Anker und Retter. Er, der selbst trauerte, hat mich immer wieder aufgefangen und getröstet oder einfach nur gehalten. Danke dafür!

In unserem Bett liegt die Spieluhr zwischen uns. Eingewickelt in das schöne Tuch, welches in Gänseblümchens Körbchen vom Krankenhaus lag. So kann ich es vor dem Schlafengehen immer auf meine Brust legen und ihr sagen, wie sehr ich sie liebhabe. Manchmal singe ich ihr auch das Schlaflied „Lalelu" vor, welches die Spieluhr spielt.

6 Monate später fand die Gedenkfeier (2-3 Tage zuvor die Beisetzung ohne Eltern) statt. Am Tag danach haben wir zu Hause vor unserem Haus einen Apfelbaum für Gänseblümchen gepflanzt. Auch ein schönes Grablicht steht dort und ein paar andere Kleinigkeiten. Im Haus haben wir auch einiges, das uns an sie erinnert und uns das Gefühl gibt, dass sie so immer bei uns ist.

Mir hilft es sehr darüber zu reden. Über das, was passiert ist, die Emotionen, aber auch einfach über sie, sie zu integrieren, sie ist ja ein Familienmitglied.

Zu meinem Glück wurde in unserer Stadt zum 2. Mal ein Rückbildungskurs für Sternenmamas angeboten. Mit Glück meine ich, dass ich so dankbar bin, daran teilgenommen zu haben. Der Austausch mit den anderen Müttern und die kreative Trauerarbeit haben so gutgetan. Wir treffen uns immer noch, das ist so wertvoll. Außerdem waren mein Mann und ich bei ein paar Treffen des Vereins „Initiative Regenbogen", ein Verein, der betroffenen Eltern hilft.

Zwischenzeitlich habe ich mir Unterstützung durch einen spirituellen Coach geholt, wo ich vieles für mich in die Heilung bringen durfte und wo wir an meinem Kinderwunsch arbeiten.
Seit einiger Zeit nennen wir Gänseblümchen bei ihrem richtigen Namen, Daisy. Wir haben sie ganz offiziell beim Standesamt eintragen

lassen, Daisy Hope. Daisy ist das Englische Wort für Gänseblümchen (was wir vorher gar nicht wussten).

Vor kurzem hat sich alles zum ersten Mal gejährt. Wir haben den Tag schön gestaltet, Daisy einen Kuchen gebacken, ihr was Schönes zum Schmetterlingsgrab mitgebracht und um ihren Apfelbaum herum Gänseblümchen und ähnlich aussehende Blumen eingepflanzt. Es war ein schwerer Tag, aber wir haben ihn gut gemeistert, weil wir ihn liebevoll Daisy gewidmet haben.

Zum Glück bin ich schon länger in der Dankbarkeit angekommen. Daisy hat mir so vieles gegeben und lässt mich Dinge anders sehen. Eine liebe Freundin hat mir ein paar Monate nach der stillen Geburt einen Denkanstoß gegeben, für den ich unendlich dankbar bin, denn dadurch hat sich alles gewandelt.
Ich habe mich davor schon damit beschäftigt, ob Gänseblümchen wohl mit einer Aufgabe zu mir gekommen ist. Aber nach dem Gespräch wusste ich es sicher.
Ich weiß nicht, ob sie noch weitere Aufgaben hatte aber bei diesen bin ich mir ganz sicher:

1. Sie hat mir gezeigt, dass ich glauben darf. An mich und an den lieben Gott. Ich rede nun viel mehr und ganz anders mit Gott. Ich weiß, dass er unsere Tochter aufgenommen hat und ihr es bei ihm gut geht.

2. Durch sie habe ich verstanden, denn sie hat es mir gezeigt, dass ich Vertrauen haben darf. In das Leben und in mich. Und vor allem in meinen Körper (dass ich ohne Hilfe ganz natürlich schwanger werden kann, dass ich die Geburt so gut geschafft habe, hat mich stolz gemacht und mir gezeigt, dass ich alles schaffen kann).

3. Sie hat mir gezeigt, was bedingungslose Liebe ist! Es ist unvorstellbar, wie man jemanden so lieben kann, den man gar nicht kennt und den man nur ein einziges Mal für wenige Minuten gesehen hat. Und ich bin unendlich dankbar, dass ich das spüren durfte und immer noch spüre. Allein bei diesem Satz kommen mir die Tränen.

Genauso unfassbar ist es, wie man jemanden so vermissen kann, den man gar nicht kennt und den man nur ein einziges Mal für wenige Minuten gesehen hat.
Meine Geschichte zu erzählen gehört zu meiner Heilung. Dieser Prozess wird wohl nie ganz abgeschlossen sein, wie kann er auch? Aber es geht Stück für Stück und Schritt für Schritt vorwärts. Inzwischen liegt die Spieluhr nicht mehr mit uns im Bett, sondern auf einem Sessel im Schlafzimmer. Ich überhäufe sie weiterhin mit Küssen und rede mit ihr, weil ich in Gedanken meine Tochter küsse.
Wir sind zuversichtlich, dass ein Folgewunder zu uns kommt und wir noch einmal Eltern werden dürfen.

Dass es Daisy gut geht, da wo sie ist, das weiß ich. Sie spielt mit den anderen Sternenkindern und wünscht sich nichts sehnlicher, als dass ihre Mami und ihr Papa glücklich sind.
Und das sind wir, kleiner Engel, wie könnten wir es nicht sein? Du hast uns zu Deinen Eltern gemacht. Wir freuen uns jetzt schon darauf, Dich eines Tages wiederzusehen, aber das wird noch eine ganze Weile dauern – für Dich, nur ein Wimpernschlag, für uns, unser ganzes Leben. Wir haben noch viele schöne und glückliche Momente vor uns – mit Dir immer im Herzen und in ewiger Liebe für Dich.

Vanessa

"IHR KIND WIRD STERBEN." - WIE ICH MIT DEM TOD UNSERES SOHNES UMGEHE

An einem Oktobermorgen stellte ich überrascht fest, dass mir mein morgendlicher Kaffee nicht mehr schmeckte. Ein Test bestätigte meinen Verdacht: ich war schwanger.
Das kam für uns unerwartet, aber nicht unerwünscht.

Beim Ersttrimesterscreening entdeckte meine Gynäkologin, dass die Nackenfalte meines Babys verdickt war. Sie schickte mich zu einem Pränataldiagnostiker. Ich ging in der Überzeugung dorthin, dass der Experte mit seinem Degum 2-Gerät sicherlich Entwarnung gibt. Stattdessen legte er mir jedoch eine Chorionzottenbiopsie nahe, da er ein Ulrich-Turner-Syndrom vermutete. Überrumpelt stimmte ich dem Eingriff zu. Zwei Tage später bekam ich abends den Anruf des Pränataldiagnostikers. Statt einer Entwarnung bekam ich die Nachricht "Freie Trisomie 15, mit dem Leben nicht vereinbar." Ich könne die Schwangerschaft beenden. Mein Sohn werde sterben.
Ich konnte es nicht glauben, denn ich konnte Leon bereits spüren. Er fühlte sich aktiv und vital an. Mein Mann und ich begannen zu recherchieren und lasen viel, vor allem auf englischsprachigen Webseiten. Schnell waren wir uns sicher, die "Diagnose" muss falsch sein, denn Leon entwickelte sich in den nächsten Wochen altersgerecht. Das Nackenhygrom bildete sich zurück.
In der 17. Schwangerschaftswoche ließ ich eine Fruchtwasseruntersuchung durchführen. Als das Ergebnis nach mehr als zwei Wochen endlich da war, konnten es uns die Ärzte hier vor Ort nicht erklären, denn es war nicht eindeutig. Daher sind wir zur humangenetischen Beratung nach Freiburg gefahren. Die Humangenetikerin teilte uns mit, dass 85-90% der Proben unauffällig waren, der Rest der Proben wies Trisomie 15 auf.
Dies konnte 3 Szenarien bedeuten:
1) Nur die Plazenta ist genetisch verändert und "verunreinigt" das Fruchtwasser. Leon ist gesund.
2) Leon hat Prader Willi oder Angelman Syndrom, beides sind Mehrfachbehinderungen ohne organische Auffälligkeiten und nicht eindeutig im Ultraschall erkennbar.

3) Leon hat eine Mosaik Trisomie 15. Diese müsste man jedoch anhand von Fehlbildungen im Ultraschall sehen.
Wir gingen von Variante 1 aus, bereiteten uns aber auch auf den 2. Fall vor, indem wir uns beispielsweise mit der Lebenshilfe und Leona e.V. vernetzten und das Buch von Shari Dietz über das Angelman-Syndrom lasen.

Bis zur 28. Schwangerschaftswoche entwickelte sich Leon ohne Auffälligkeiten.
Dann entstand eine Flüssigkeitsansammlung unter einer Lunge. Daher wurde ich 2 Tage stationär aufgenommen und bekam Lungenreifespritzen. Es stand im Raum, dass Leon bald per Kaiserschnitt geholt wird. Nun mussten wir uns mit Leons Leben als Frühchen auseinandersetzen. Im Krankenhaus hatte ich ein Gespräch über die Geburt und eine mögliche Erstversorgung. Anhand einer Puppe zeigte sie mir, wie Leon beatmet werden könnte. Ich durfte mir sogar ganz kurz die Neugeborenen-Intensivstation anschauen.
Bei der Kontrolluntersuchung fünf Tage später waren die Pleuralergüsse beidseitig und deutlich größer. Deshalb wurde ich zu einem Professor nach Mannheim geschickt. Mit der Hoffnung, er könne Röhrchen setzen, um die Flüssigkeit abzuleiten, damit sich Leons Lungen weiter entwickeln können, suchte ich den Professor auf. Er schaute sich Leon an und entdeckte weitere Auffälligkeiten, die bisher nicht gesehen worden waren bzw. die man bisher nicht interpretieren konnte: ein White Spot im Herzen als Softmarker, der Hirnbalken nicht darstellbar, das Kleinhirn zu klein, die Aktivität der Hände gering. Für den Professor war das ein Hinweis darauf, dass unser Sohn nie selbständig atmen könne. Aufgrund dessen rieten er und der leitende Professor uns im anschließenden Gespräch von Intensivmedizin ab und empfahlen uns, Leon, falls er bis zu seiner Geburt leben sollte, palliativ begleiten zu lassen.

Wir waren fassungslos und konnten es nicht glauben, dass unser Leon sterben wird. Bis dahin war er ein aktives und kontaktfreudiges Kind, das auf Berührungen und Stimmen seiner Familie und auf Musik und Geräusche aus unserem Alltag prompt reagierte. Hatte ich scharf gegessen, bekam Leon regelmäßig Schluckauf, was uns alle immer wieder amüsiert hatte.

Leider nahmen die Ergüsse in der folgenden Woche massiv zu. Ich telefonierte mit dem Professor und er blieb bei seiner Meinung. Daraufhin entschieden wir uns, keine weiteren Ultraschalls und CTGs mehr machen zu lassen und die letzte Zeit mit Leon zu genießen, sofern das der Corona Lockdown zuließ. Wir unternahmen Waldspaziergänge und einen Ausflug an unseren Lieblingssee, wir spielten ihm immer wieder Musik vor und massierten ihn. Die Musik, die ich damals gehört oder auf dem Klavier gespielt habe, höre ich auch heute noch, wenn ich mich Leon nah fühlen möchte.

Am Ende der 33. Schwangerschaftswoche stellte ich fest, dass ich in den letzten 3 Tagen nahezu 3kg Wasser eingelagert hatte. Das ist sehr untypisch für mich. Derartige Wassereinlagerungen kannte ich aus vorangegangenen Schwangerschaften nicht. Ich hatte das Gefühl, Ameisen unter der Haut zu haben und fühlte mich extrem kurzatmig. Da mich der Professor vor dem Hydrothorax Mirror Syndrom gewarnt hat, ging ich ins Krankenhaus.
Meine Lunge wurde geschallt und war frei. Leons Lunge jedoch war kollabiert. Er hatte Ergüsse im Bauchraum und im Kopf. Sein Herz schlug regelmäßig. Diese Ultraschallbilder passten zu meinem Erleben. In den letzten Wochen waren seine aktiven Phasen immer kürzer und seine Bewegungen zaghafter geworden. Am Abend verabschiedeten sich seine Geschwister von Leon. Dabei reagierte er ein letztes Mal auf die Berührungen seiner Schwester.

Am nächsten Morgen spürte ich Leons Bewegungen zum letzten Mal. Am Abend hörten wir mit dem Dopton, das mir meine Hebamme geliehen hat, seine regelmäßigen Herztöne. In der folgenden Nacht wachte ich um 2.30 Uhr auf und hatte Herzrasen und Kopfschmerzen. Mir war übel und ich bekam extrem schlecht Luft. Ich war etwa 2 Stunden wach, dann schlief ich im Sitzen ein. Im Nachhinein denke ich, dass Leon gegen 2.30 Uhr gestorben ist. Mein Mann und ich beschlossen am nächsten Morgen, in die Klinik zu fahren, um erneut das Hydrothorax Mirror Syndrom ausschließen zu lassen.
Bei der Aufnahme wurde ein Ultraschall meiner Lunge gemacht, die zum Glück nach wie vor frei war. Als die Ärztin Leon schallte, sahen wir, dass sein Herz nicht mehr schlug. Obwohl wir damit gerechnet hatten, waren mein Mann und ich tief erschüttert und fassungslos. Daher

fuhren wir nicht mehr in unsere Heimatstadt zurück, sondern bezogen ein Zimmer in der Frauenklinik. Die Geburtsreise von Leon begann.

Leon kam in der 34. Schwangerschaftswoche zur Welt. Ich war erleichtert, dass sein Fruchtwasser klar war, für mich ein Hinweis, dass er friedlich gestorben ist. Die Hebamme war sehr empathisch und gleichzeitig unaufdringlich. Auf meinen Wunsch hin, hat sie Leon gewogen und gemessen. Sie nahm auch einen Fußabdruck und trug seine Daten in eine Geburtskarte ein. Dann lies sie uns mit Leon alleine. Leon war war 41cm groß, hatte einen Kopfumfang von 29cm und wog 2050g. Er hatte die dichten Haare von meinem Mann und mir geerbt, ebenso die langen, schlanken Finger und meine Fußzehen. Er sah seinen Geschwistern als Baby ähnlich und seinem Vater.

Kurz nach der Geburt kam ein Fotograf von der Organisation Dein Sternenkind zu uns in den Kreißsaal. Er war wohltuend dezent und fotografierte Leon alleine, mit uns beiden zusammen und einzeln. Dabei entstanden Aufnahmen aus verschiedenen Perspektiven und Detailaufnahmen. Aus meinen Lieblingsfotos, Fotos aus der Schwangerschaft und von Leons Beerdigung habe ich später ein Fotobuch erstellt. Insgesamt waren wir nach der Geburt etwa 3,5 Stunden mit Leon im Kreißsaal. In der Zeit haben wir ihn uns genau angeschaut, ihn gestreichelt, an ihm gerochen und geküsst. Ich habe Leon gewickelt und in eine Decke gehüllt. Dann wurde er vom Bestatter abgeholt und wir fuhren nach Hause.

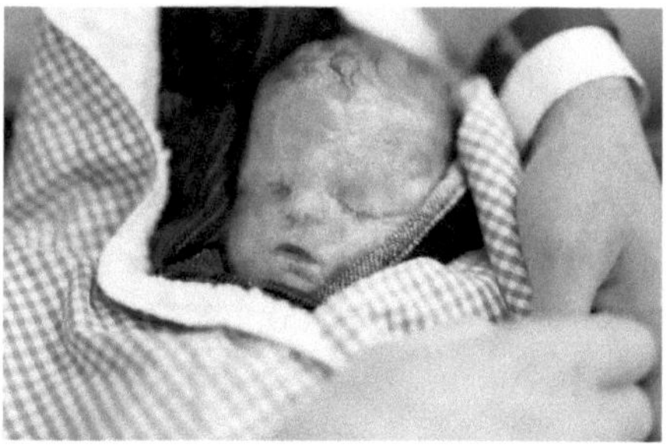

Foto meines Sohnes von einem Fotograf von „Dein Sternenkind"

Auf unseren Wunsch hin brachte der Bestatter Leon am nächsten Morgen zu uns nach Hause. Er verbrachte den Tag bei uns und wir, seine Geschwister, meine Geschwister und seine Großeltern konnten uns in aller Ruhe von ihm verabschieden. Immer wieder hielten wir Leon im Arm. Wir suchten nach Ähnlichkeiten zu seinen Geschwistern und uns Eltern. Seine Schwester schnitt ihm eine Haarsträhne ab, um sich an seine Haarfarbe zu erinnern. Außerdem fertigten wir Gipsabdrücke von einer Hand und einem Fuß an. Ein letztes Mal wickelte ich meinen kleinen Sohn und hüllte ihn in eine kuschelige Decke. Dieselbe Decke habe ich für uns zum Kuscheln besorgt. Leons Sarg bemalten und gestalteten wir von Innen. Wir gaben ihm auch Geschenke und Briefe mit. Leons Oma backte einen Geburtstagskuchen. Wir zündeten eine Kerze an und stießen mit Sekt auf Leon an.

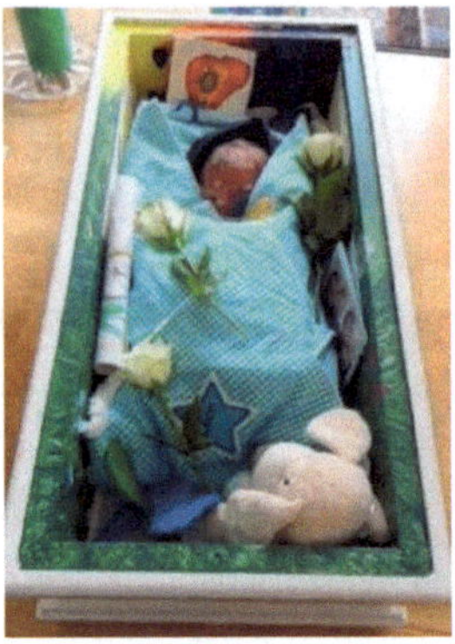

Eine Woche nach Leons Geburt trafen wir uns im engsten Familienkreis zu Leons Beerdigung. Wir waren erleichtert, dass die Beschränkungen aufgrund der Corona Pandemie mittlerweile etwas gelockert waren, so dass nun 15 statt nur 9 Personen an der Beerdigung teilnehmen konnten. Anderenfalls hätten wir wohl losen müssen, wer von unseren Eltern oder Geschwistern kommen darf. Dieser Rahmen war nun stimmig für uns, denn so wurde es eine sehr persönliche Trauerfeier.

Seit Leons Beerdigung besuche ich regelmäßig sein Grab. Wenn ich mich um die Blumen dort kümmere oder eine Kerze anzünde, fühle ich mich ihm nahe. Leons Grab ist eingefasst mit Steinen, die wir, unsere Freunde und Verwandte für ihn bemalt haben. Der Gedanke, dass andere Menschen an Leon denken, ist tröstlich für mich. Trost finde ich auch, wenn ich über Leon sprechen oder schreiben kann.

So unfassbar schrecklich der Verlust von Leon für mich war, erkenne ich rückblickend, dass mich dieses Erlebnis auch gestärkt hat. Ich habe viel über mich gelernt und bin über mich hinausgewachsen. Beispielsweise hatte ich vor Leons Geburt eine klare Vorstellung im Kopf, wie eine gute Geburt für mich ablaufen muss. Von dieser

Vorstellung musste ich mich verabschieden und dennoch erlebte ich eine selbstbestimmte, stärkende Geburt.

Ebenso lernte ich, um Hilfe zu bitten und Hilfe anzunehmen. Ich bat, meine Schwester und meine Mutter, zu uns zu kommen und mich im Haushalt und mit meinen Kindern zu unterstützen. Freunde bat ich, für uns zu kochen. Für meinen Trauerprozess suchte ich mir Unterstützung in einer Trauergruppe und in einem Onlineforum. Darüber hinaus suche ich regelmäßig eine Einzeltrauerbegleitung auf.

Um bei Kräften zu bleiben, bemühe ich mich, mich regelmäßig und liebevoll um mich zu kümmern und gut für mich zu sorgen. Dazu gehören zunächst einmal die Basics wie regelmäßiges, gesundes Essen und genug Schlaf. Um besser einschlafen zu können und mich von Verspannungen zu befreien, entspanne ich mich auf einer Akupressurmatte. Bei Bedarf nehme ich zusätzlich ein pflanzliches Präparat. Sechs Wochen nach Leons Geburt habe ich ein Blutbild erstellen lassen und fülle nun fehlende Nährstoffe auf.

Durch meine beiden Kinder und unsere Tiere habe ich einen geregelten Tagesablauf, der mir Halt gibt und mich auch ablenkt. Immer wieder versuche ich mir Zeit für mich zu nehmen und etwas zu tun, das mir gut tut. Das kann das Einölen des Körpers nach dem Duschen sein, aber auch Klavier spielen oder mich bewegen. Ich unternehme regelmäßige Waldspaziergänge und gehe zum Rückbildungsyoga für Sternenkindmütter oder Schwimmen.

Gleichzeitig bemühe ich mich, es langsam angehen zu lassen und milde zu mir selbst zu sein. Trauerarbeit ist Schwerstarbeit und daher anstrengend für Körper und Geist. Daher ist es wichtig, dass ich mich nicht überlaste. Jetzt schon von mir zu erwarten, wie früher zu "funktionieren", wäre eine Überforderung. Auch im Umgang mit der Außenwelt achte ich darauf, mich nicht zu überfordern. Kurz nach Leons Tod war es mir wichtig, nicht alleine aus dem Haus zu gehen, sondern meine Schwester bei mir zu haben, die mich darin unterstützt, meine Grenzen zu anderen Menschen abzustecken. Was mir auch geholfen hat, war mich mental auf Begegnungen einzustellen und mir Antworten zurechtzulegen.

Eine große Erleichterung verspürte ich, nachdem ich meinen Arbeitgeber und meine Kollegen kurz über Leons Tod und dessen Umstände informiert hatte. So musste ich nicht mehr befürchten, unvorbereitet beispielsweise beim Einkaufen Kollegen zu begegnen und Situationen zu erleben, die beide Seiten überfordern.
Mit einer Karte, die mein Mann gestaltet hat, konnten wir unseren Sohn Verwandten und Freunden vorstellen und Menschen danken, die uns auf unserem Weg mit Leon unterstützt haben. Darüber hinaus bot diese Karte eine Möglichkeit, wieder mit Menschen in Kontakt zu treten und gegen das "Totschweigen" anzugehen. Die nächsten Schritte waren gemeinsame Unternehmungen und Begegnungen zu planen, auf die wir uns freuen und sich schließlich wieder mit Freunden und Verwandten zu treffen.

Während der Schwangerschaft, bei der Geburt und jetzt im Trauerprozess war und ist mein Partner mein wichtigster Beistand. Immer wieder sprechen wir offen über unsere Gefühle und nehmen uns Zeit für einander. Wir erinnern uns gemeinsam an Leon, machen aber auch bewusst Unternehmungen, um uns abzulenken. Wichtig war für mich die Erkenntnis, dass mein Partner anders trauert als ich und ihm das zuzugestehen möchte.
Ich bin dankbar für die 34 Wochen, die wir mit Leon hatten. Durch seine Reaktionen auf uns und seine Umwelt bekamen wir eine Ahnung von seinem Wesen. So wurde er für uns zu einer greifbaren Persönlichkeit.
Caroline Debelt

Das Bild hat Leons Papa von ihm gemalt.

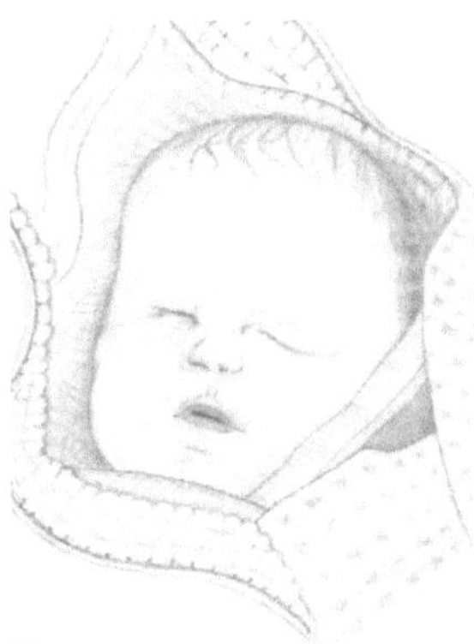

GEBURTSBERICHT LOVIS- MISSED ABORT

Wo soll ich nur anfangen? Ich war schwanger. Wie wundervoll! Wie konnte das nur passieren?
Das Neujahr stand bevor und ich wünschte mir zum neuen Jahr Ruhe und Gesundheit. Ein entspanntes Jahr sollte vor mir liegen. Erst zwei Wochen vorher hatte ich einen neuen Job zugesagt bekommen. Ich freute mich auf die neue Aufgabe. Zu diesem Zeitpunkt hätte ich wahrscheinlich schon positiv testen können. Das wusste ich aber nicht. Denn meine Tage sollten eigentlich erst mindestens 7 Tage später kommen.

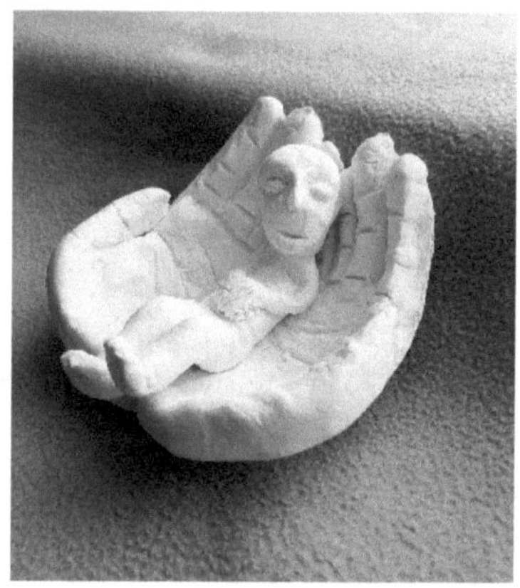

In der ersten Januarwoche fastete ich. Die ersten Tage fielen mir nicht schwer. Ich hatte keinen großen Hunger. Kurz darauf bekam ich jedoch Nierenschmerzen und großen Hunger, sodass ich das Fasten nach 5 Tagen abbrach und zum Hausarzt ging. Ich wartete schon seit einigen Tagen auf meine Menstruation, machte mir aber kaum Sorgen. Durch das Fasten hatte sich mein Zyklus schon einmal verschoben. Erst als die Nierenschmerzen anfingen, machte ich mir Gedanken. Ich hatte bisher erst zwei Mal Nierenschmerzen in meinem Leben. Und die hingen immer mit einer Schwangerschaft zusammen. Aber selbst wenn ich schwanger wäre, wäre es nicht viel zu früh für so eindeutige Symptome? Beim Hausarzt bekam ich ein Einmal-Antibiotikum und den Tipp, vielleicht doch mal einen Test zu machen. Das ließ ich mir nicht zweimal sagen. Ich hatte eigentlich lang genug gewartet. Ich ging sofort ins nächste Einkaufszentrum und holte mir einen Test. Ich kam mir vor wie im Film, als ich auf der Kundentoilette auf den Teststreifen pinkelte. Zitternd legte ich den Teststreifen zur Seite und überlegte fieberhaft, ob es sein könnte. Eigentlich hätte es nicht sein können. Als ich wieder auf den Test sah, waren dort zwei dunkelrote Streifen zu sehen. Der Teststreifen war bald dunkler als der Kontrollstreifen. Am liebsten hätte ich das Teil in die Ecke geworfen. Das konnte doch nicht wahr sein. Mein neuer Job. Mein ruhiges Leben. Wie sollte es jetzt weitergehen? Ich konnte es nicht fassen.

Die nächsten Wochen vergingen wie im Flug. Im Eiltempo versuchte ich mein zukünftiges Leben darauf einzustellen. Die Betreuungssituation der Kinder wurde umgestellt. Der neue Arbeitsvertrag mit schlechtem Gewissen unterschrieben. Nebenbei aber auch die Zweifel. Will ich das? Schaff ich das? Noch ein viertes Kind?

Ein Termin beim Frauenarzt, auf den ich seit Monaten wartete, der eigentlich nur als Kontrolltermin gedacht war, brachte schnell Gewissheit. Ich war schwanger in der 8. Woche. Mein Zyklus hatte sich um circa eine Woche nach vorn verschoben. Ich konnte es kaum glauben. Das Herz schlug. Das Baby hatte schon kleine Knubbel, die Arme und Beine werden sollten.

Zwei Wochen nach dem Antritt beim neuen Job bekam ich Blutungen. Ein mittelgroßes Hämatom in der Gebärmutter. Ich wurde krankgeschrieben, sollte mich schonen. Was ich tat, so gut es eben ging mit drei Kindern.

Die Krankschreibung beim neuen Arbeitgeber war mir unangenehm. Ich behielt die Schwangerschaft erst mal für mich. In der 13. Woche ein erneuter Kontrolltermin beim Arzt. Die Blutungen waren vergangen. Ich fühlte mich gut. Ich hoffte wieder arbeiten gehen zu können. Die Diagnose war leider eine andere. Das Hämatom war noch immer gleichbleibend groß. Außerdem sah der Arzt einen Fehler in der Fruchthülle. Ein Loch, nannte er es. Die Amnium sei noch nicht richtig geschlossen. Vielleicht gab es mal einen Zwilling. Das wäre wohl eine Erklärung. Sorgen sollte ich mir nicht machen, mich nur weiter schonen. Dem Baby ging es gut. Vielleicht, ganz vielleicht war es ein Junge. Man sah das Herz schlagen. Es bewegte sich im Fruchtwasser. Ich bekam ein Ultraschallbild, auf dem man schon die ersten Gesichtszüge erkennen konnte. Ich wurde wieder krankgeschrieben und war nun in der 13. Woche. Wie sollte ich eine so lange Krankheitszeit meinem Arbeitgeber erklären? Ich beschloss nicht zu lügen und die Krankheitszeit zu nutzen. Ich sagte meinem Arbeitgeber Bescheid und brachte alles auf den Weg. Ließ Blut abnehmen, um zu bestimmen, ob alle Immuntiter vorhanden waren, um nach der Krankschreibung wieder arbeiten gehen zu können. All das fiel in die Zeit des Corona-Virus. Bald war ich froh, dass ich krankgeschrieben war. Plötzlich wurden Kindergärten und Schulen geschlossen. Alles war so unsicher. Ich wusste, ich war zu Hause und konnte mich um meine Kinder kümmern. Mir ging es gut.

Manchmal, ganz manchmal nur fragte ich mich, was es mit dieser kaputten Amniumhülle auf sich hatte. Bei Google konnte ich gar nichts dazu finden. Eines Tages war ich mit meinem mittleren Sohn im Park und fragte mich: „Was wäre eigentlich wenn...?“ Was wäre, wenn es nun doch alles schief gehen würde. Ich googelte: “Fehlgeburt in der 14. SSW“ und fand heraus, dass Kinder zu diesem Zeitpunkt schon geboren werden müssen und danach meist eine Ausschabung erfolgt. Oh Gott, wie schrecklich. Aber meinem Baby ging es gut. Einmal in der Woche holte ich mein Dopplergerät heraus und suchte nach den Herztönen. Sie waren klar und deutlich. Wie ein galoppierendes Pferd. Am Sonntag den 15.03 nahm ich mir morgens mal wieder die Zeit dafür. Ich suchte lange und fand sie. Diesmal waren sie nicht so klar. Sie waren deutlich zu hören. Aber mehr wie ein Pulsieren des schlagenden Herzens. Kein lautes, klopfendes Galoppieren. Ich machte mir keine Sorgen. Wer weiß, wie das Kind lag. Und am Dienstag hatte ich ja wieder Termin. Diesmal wollte ich aufgrund von Corona um eine weitere Krankschreibung bitten.
Am Dienstagmorgen hatte ich gute Laune. Ich ging duschen, sang dabei laut und nahm mir Zeit mir die Haare zu machen und mir was Schickes anzuziehen.
Als ich im Behandlungsraum des Arztes war, bedankte ich mich bei ihm. Ich bat ihn sonst immer, mich nicht krank zu schreiben. Ich wollte doch arbeiten gehen. Aber jetzt, nach der Unsicherheit der letzten Tage, war ich froh, dass ich mir keine Sorgen um Kinderbetreuung, mich und das Baby machen musste. Trotzdem fragte ich nach dem Hämatom: Wie groß war es jetzt? Und was war aus diesem Loch geworden? Ich plapperte so vor mich hin und erhielt keine Antworten.

Ich sagte, dass ich davonj ausgehe, dass es dem Baby gut gehe. Stille folgte, bis er sagte, dass er gerade nach der Herzaktivität suche und sie nicht finden kann.
Er schaltete in den Dopplermodus. Eigentlich sollte jetzt alles rot und blau leuchten. Aber es leuchtete nichts. Es war nichts da. Es bewegte sich nicht. Das Herz schlug nicht. Er schaltete in den 3 D Modus. Ich sah mein Kind. Es sah aus, wie ein Kind, das gerade vor Müdigkeit im

Sitzen eingeschlafen war. Den Kopf auf die Knie gelegt, die Arme neben den Beinen. Ganz friedlich. Ich war fassungslos.
Der Arzt sagte, dass es ihm leid tue. Im ersten Moment konnte ich es nicht glauben. Wieder kam ich mir vor wie im falschen Film. Letztens erst hatte ich ohne schlechtes Gewissen darüber gelesen. Missed Abort. Und nun sollte es mich wirklich erwischen? Ich fragte ihn, ob er das Geschlecht erkennen kann. Er war sich nicht sicher, es könnte ein Junge sein. Er sagte, dass es zeitgerecht entwicket sei und noch nicht lange her sein kann. Es sei circa 10cm groß, beantwortete er meine Frage nach der Größe.

Ich schwebte irgendwo zwischen Schock und unfassbarer Trauer. Ich wollte doch eigentlich nur eine weitere Krankschreibung. Die bekam ich. Für 3 weitere Wochen. Mein Arzt brauchte lange, um im Krankenhaus jemanden zu erreichen. „Ja Hallo, ich hab hier eigentlich einen tragischen Fall. Also was heißt eigentlich. Es ist tragisch. Missed Abort in der 15. SSW." Da stand sie nun im Raum. Die Diagnose. Missed Abort. Das Kind war tot. Irgendwie schleppte ich mich nach draußen ins Auto und rief meinen Freund an, der in der Zeit in seinem Büro auf die Kinder aufgepasst hatte.
Wir vereinbarten, dass er weiter bei den Kindern war. Ich fuhr ins Krankenhaus und wartete erst mal ab, was dort auf mich zukam. Außerdem wollte ich bei meinen Hebammen anrufen. Ich hatte zwei. Eine für die geplante Hausgeburt und eine für die Betreuung nach der Geburt. Ich hatte alles so gut organisiert. Im Krankenhaus musste ich lange warten. Als ich endlich drankam, war ich gerade relativ gefasst.

Danach wurde ich wieder ins Wartezimmer gesetzt. Ein Mann, der dort auf seine Frau wartete, fragte mich, ob es mir gut ginge. Ich sähe traurig aus.
Ich: „Nein, nein, alles Prima!"
Ob es mein erstes Kind wäre?
Ich: „Nein, mein viertes."
Sie hätten auch drei. Schon groß. Er empfahl mir ein ayurvedisches Rezept mit irgendwelchen Walnüssen und Ölen, damit dem Kind nach der Geburt nicht die Haare ausfielen. Ich hab nur die Hälfte verstanden. War auch egal. Diesem Kind würden wohl keine Haare ausfallen.

Ich bekam einen Patientenbogen zum Ausfüllen. Die vorletzte Frage war, ob ich schwanger war. Ich saß vor dem Bogen und wusste nicht weiter. Am Ende schrieb ich hin „HaHa!"

Als ich nach Hause fuhr, versuchte ich mich zusammen zu reißen. Meine 3 Mäuse wussten von meinem Weltuntergang nichts. Sie wussten nur, dass wir nach dem Sommer noch ein Baby bekommen sollten. Wie sollte ich Ihnen das alles nur erklären? Wann?? Wie???
Als ich sie sah, war ich froh, sie in die Arme zu schließen.
Ich kann mich an den Rest des Tages nicht mehr erinnern. Ich hab mich gefühlt wie in einem Traum. Abends besprach ich mit meinem Freund das Thema Bestattung. Ein Unternehmen dafür zu beauftragen, fand er übertrieben. Außerdem wollte er es gern einschicken lassen, um zu wissen, woran es gestorben war. Ich erklärte ihm, dass Wehen eingeleitet werden sollen und ich dann in den OP muss zur Ausschabung. Die Nacht war schlimm. Wirklich schlimm. Ich schlief ziemlich erschöpft ein. Und nachts um 2 Uhr wachte die Kleinste kurz auf. Wahrscheinlich hatte sie schlecht geträumt. Mein Mann ging zu ihr. Aber in dem Moment, wo ich die Augen aufschlug, war alles wieder da. Meine Nacht war vorbei. Ich zählte von da an die Minuten. Und jede einzelne zog sich wie eine Stunde. Ich weinte stundenlang und hatte schrecklich Angst vor dem, was vor mir lag. Was war das dann, was da vor mir lag? Wie sah mein Kind dann aus? Durfte ich es anfassen? Lieb haben? Wollte ich das? Wie schlimm waren die Schmerzen? Die Wehen? So schlimm wie bei einer richtigen Geburt? Keiner hatte mir etwas dazu gesagt. Und diese OP. So lange hatte ich mich vor so etwas gedrückt und nun kam ich nicht mehr drum herum. Bis morgens um sieben war meine Angst und meine Trauer so ins Unermessliche gewachsen, dass ich nur noch daran denken konnte, dass ich das nicht schaffe. Ich war mir sicher, ich würde dabei sterben.

Vielleicht verblute ich dabei. Als mein Mann aufwachte, fragte ich ihn nach meiner Lebensversicherung und sagte ihm, dass er, wenn ich nicht wiederkomme, lieb zu den Kindern sein soll. Mir ging es wirklich schlecht. Meine Kinder wachten auf und fanden eine Mutter vor, die im Bett lag und sich von ihnen wegdrehte und heulte. Sie legten sich zu mir und fragten mich, was los sei. Fragten ihren Papa, ob ich in meiner letzten Schwangerschaft auch so traurig gewesen sei. Ich konnte nur weinen. Ich aß den ganzen Tag nicht und trank auch kaum, riss mich aber irgendwie für meine Kinder zusammen. Draußen zu sein, tat mir gut. Als wir an einer Pferdekoppel standen, wurde mir klar, dass ich es den Großen sagen musste. Ich legte mir die Worte zurecht und nahm mir fest vor, dabei nicht zu weinen.

Ich: „Ich muss euch was sagen. Wir werden erst mal kein Baby bekommen."
Große Augen blickten mich an.
„Warum?"
„Das Baby hat beschlossen, dass es im Moment noch nicht der richtige Zeitpunkt ist, um bei uns zu sein."
„Aber wann denn dann?"
„Das weiß ich noch nicht."
„Aber was ist denn mit dem Baby?"
„Ich denke, es ist im Bauch eingeschlafen und nicht wieder aufgewacht. Es kann nicht mehr zu uns kommen."

Oh Mann. Dabei nicht zu weinen, war eine körperliche und seelische Meisterleistung. Die Kinder streichelten die Pferde und nahmen es irgendwie erst mal so hin. Im Laufe des Tages folgten noch einige Fragen. Warum war das Baby tot? Was passiert jetzt mit ihm? Wie kommt es zum Grab? Und machen wir jetzt ein neues? Ich weiß nicht, wie ich den Tag überstanden habe. Ich habe viel nach Erfahrungsberichten gegoogelt. Ich wollte wissen, was auf mich zukommt. Ich las von schrecklichen Schmerzen, von unwürdigen Geburten vor fremden Menschen auf Zweibettzimmern oder in Toiletten und Trauer, Trauer, Trauer. Ich Habe nach Bildern von Feten in der 15. SSW gegoogelt. Innerlich wartete ich nur auf den morgigen Tag. Der Tag, an dem ich mein Baby endgültig verlieren würde.
Am Abend streifte ich kurz über die Seite der Sternenkinderfotografen. Ich sprach meinen Mann darauf an, dass es so etwas gab und er reagierte sehr ablehnend. Warum ich mir das antun will? Will ich mir dann mein Leben lang die Bilder ansehen und in Traurigkeit versinken? Man muss doch auch mal damit abschließen... Ich konnte es nicht fassen. Er sprach vom Abschließen, während mein Kind noch in meinem Bauch war. Ich schlief in dieser Nacht nicht eine Sekunde. Sah fern und verging bald vor Angst. Ich beschloss, dass ich einen Namen für das Kind brauchte. Weil ich gelesen hatte, dass man zu dieser Zeit das Geschlecht nicht immer erkennen konnte, brauchte ich einen

Namen für beide Geschlechter und entschied mich für Lovis. Ein deutsch- schwedischer Name. Der passte gut und hatte einen schönen Klang. Leider konnte ich ihn mit meinem Mann nicht besprechen. Der lag im Bett.

Es war gegen drei Uhr nachts. Dann beschloss ich ein Körbchen fertig zu machen. Ich hatte gelesen, in manchen Krankenhäusern wurde das Kind nackt in eine „Brechschale" gelegt. Die Frauen fanden es schrecklich, das Kind in einer Brechschale zu sehen. Der Karton mit den Ostersachen stand im Flur. Ich suchte mir das kleinste Körbchen aus und stellte es vor mich. Ich sah in meinen Korb mit den Stoffresten und schnitt grob zwei Stoffstückchen zu, die mir farblich gefielen. Eines in beige mit kleinen weißen Blumen drauf und eins in dunkelrot zum Zudecken. Eigentlich hätte ich es gern genäht aber das war mir nachts um vier zu laut. Ich legte sie in das Körbchen und stellte fest, dass es so auch nicht ging. Also nahm ich ein Haushaltspapier und faltete es irgendwie rund und legte den Stoff um das Papier drum herum. Jetzt sah das Körbchen nicht mehr so hart aus. So ging es.

Ich packte meine Tasche zu Ende, in der vorsichtshalber noch Wechselkleidung und eine Zahnbürste waren, ansonsten ein Buch und mein Körbchen. Die Behandlung sollte ambulant stattfinden. Ich hatte meinen Kindern gesagt, ich wäre am Abend wieder da. Doch man konnte ja nie wissen. Und wer wusste schon, ob ich überhaupt wiederkäme. Ich gab dem Mittleren einen Kuss und verabschiedete mich innerlich von Allen. Um 6 Uhr saß ich im Auto und fuhr los. Ich hatte mir vorgenommen, am See den Sonnenaufgang zu beobachten. Am See war ich. Aber das Wetter war schlecht. Ich konnte nur sehen, wie es heller wurde. Trotzdem tat mir der Anblick und die frische Luft gut. Im Autoradio lief die ganze Zeit die CD von Cat Stevens. Das passte gut. „...But I have to go...." Ich war sehr pünktlich im Krankenhaus und war relativ gefasst. Die Schwester war nett. Ich bekam ein Einzelzimmer. Dann saß ich dort allein im Zimmer und wartete. Blutdruck messen, Fieber messen, ich bekam ein Oxytocinzäpfchen, das durfte ich mir selbst einlegen, was mir nur recht war. Danach sollte ich liegen bleiben und nicht mehr aufstehen. Die Schwester sagte mir noch, dass das länger dauern könnte und ich mich auf eine längere Aufenthaltsdauer einstellen soll. Das war mir wiederum gar nicht Recht. Spätestens am Abend wollte ich wieder zuhause sein. Ich legte mir also das Zäpfchen ein und legte mich ins Bett. Ab diesem Zeitpunkt wurde die Zeit unendlich. Ich starrte an die Wand, denn aufs Lesen konnte ich mich nicht konzentrieren und fern gesehen hatte ich in der Nacht genug. Also starrte ich an die Wand und aus dem Fenster. Stundenlang. Schon nach dem ersten Zäpfchen setzten Blutungen und Wehen ein. Ich erkannte sie sofort von den Geburten wieder. Sie waren kräftig. Ich musste sie veratmen, aber sie waren gut auszuhalten und in langen Abständen. Nach einigen Stunden kam der Arzt in mein Zimmer. Er stellte sich kurz vor und berichtete mir, er hätte gelesen, ich wolle das Kind bestatten lassen und fragte mich ob ich mich darum gekümmert habe. Ich antwortet darauf mit Nein. Ich hatte zwar recherchiert, aber ich hatte es nicht geschafft ein Bestattungsinstitut anzurufen. Auch weil mein Mann und ich darüber ja unterschiedlicher Meinung waren. Darüber schien der Arzt ziemlich verärgert.

Auch er wies mich noch darauf hin, dass das hier eine längere Prozedur werden könne und ich mich auf einen längeren Aufenthalt einstellen solle. Dann verschwand er wieder. Wie meine Wehen auch. Ich starrte wieder an die Wand. Die Schwester kam herein und brachte mir das zweite Zäpfchen. Sie fragte weder nach Schmerzen noch nach Blutungen, also sagte ich auch nichts davon. Nur ob es mir gut ginge. „Ja." Es ging mir ja körperlich tatsächlich gut. Obwohl ich nun schon am dritten Tag ohne Nahrung und Schlaf angekommen war.

Ich starrte weiter an die Wand. Stunde für Stunde wartete ich vergeblich auf Wehen. Selbst meine Blutung ging auf fast 0 zurück. So als hätte sich mein Körper dazu entschlossen, hier kein Kind kriegen zu können. Es wurde Nachmittag und langsam fragte ich mich wirklich, wie lange ich hierbleiben musste. Im Internet las ich erschreckende Berichte von 12 TAGEN!!! Oh Gott. Das ging auf keinen Fall. Ich legte mir einen Plan zurecht, dass ich den morgigen Tag bis nachmittags abwarten wolle und ansonsten auf eigene Verantwortung nach Hause fahren würde. Morgen früh wäre ein anderer Arzt da. Mit dem könnte ich vielleicht besser reden.

Im Laufe der Stunden wurde ich wütend. Auf mein Schicksal. Auf mich. Auf das Kind. Vor allen Dingen auf das Kind. Warum tat es mir das an? Jetzt auch noch diese Wartezeit. Ich wollte das alles nicht mehr. Ich

wollte nach Hause und mich ausruhen. Die Sonne ging unter. Ich fragte die Schwester, wie lange das alles noch dauern solle und sagte ihr, wie unfair ich das alles fände. Eine richtige Antwort bekam ich nicht.
Ich war so wütend, traurig und unsicher. Zu dieser Zeit wollte ich eigentlich nach Hause fahren. Es hinter mir haben. Und nun musste ich die Nacht dort verbringen. Es fiel mir schwer, das zu akzeptieren.
In der Nacht bekam ich noch einen Tropf, da ich kaum trinken durfte und das letzte, das fünfte Zäpfchen. Ich schlief sehr erschöpft ein und träumte davon, dass ich den Herzschlag meines Kindes in meinem Bauch spüren konnte.

Um fünf Uhr morgens weckte mich die Schwester. Ich ging auf die Toilette und stellte fest, dass ich weiterhin nicht blutete, aber schlimmen Durchfall hatte. In meinem Zimmer putzte ich die Zähne und fragte die Schwester, ob der Durchfall von den Zäpfchen käme. Sie bejahte dies und verabschiedete sich, sie hatte bald Schluss. Beim Zähneputzen spürte ich, dass ich Blut verlor. Ich legte mich trotz dessen recht entspannt ins Bett. Ich lag noch nicht lange im Bett, als ich wieder spürte, wie ich mehr Blut verlor. Ich rief die Schwester und beschrieb ihr meine Sorge. Ich bat sie nach zu schauen. Ich traute mich nicht. Sie sah recht erschrocken aus und sagte mir, dass es da wäre und dass das Bett durch wäre. Echt? Ich konnte es nicht glauben. Ich atmete einige Mal tief durch. Nun war es also soweit. Ich sollte mein Kind sehen. Ich war absolut gefasst. Ich weinte nicht. Ich zitterte nicht. Ich wusste, was ich wollte: Zeit mit meinem Kind, um Abschied zu nehmen.

Es war überall Blut und ein Strick mit etwas dran. „Was davon ist es denn?" Ich schämte mich, dass ich nichts erkannte. Aber es war einfach alles rot. Es dauerte bis ich mir ein Bild machen konnte. Ich sah den Kopf. Der Mund war offen. Es sah.... tot aus. Ich erkannte danach Arme und Beine, Hände und Füße. Ich schaute Hilfe suchend zu der Schwester. Sie wirkte selber etwas überfordert mit der Situation, sie ging vor die Tür und rief jemanden an: „Kann mal jemand kommen. Sie hat jetzt ausgestoßen."

Ich fragte, ob ich es anfassen könne. Das solle ich lieber nicht. Sie zerknüllte lieblos ein Haushaltstuch und legte es auf mein Kind. Eine andere Schwester kam. Nun guckten mich beide an und machten doch nichts. Und ich wusste auch nicht, was ich machen sollte.

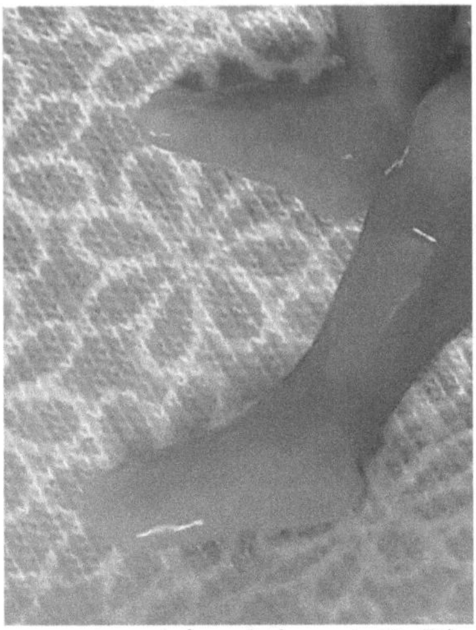

Ich bat die andere Schwester, mir Handschuhe zu geben. Ich schob das Tuch weg, dass mein Kind vollkommen bedeckte. Ich sah nach, ob man das Geschlecht erkennen konnte. Aber ich konnte es nicht sehen. Die Schwester legte das Tuch wieder darauf. Ich zog es kurz darauf wieder weg. Ich wollte es sehen. Es hochzuheben, traute ich mich nicht. Ich wollte nichts kaputt machen. Der Arzt kam angetrabt und überraschte mich mit der Frage in die Runde, ob die Patientin denn ein Foto davon machen wolle. Scheinbar war ich grad wieder nicht anwesend. Alle waren sich einig. „Ja!" Die Hebamme solle kommen und dabei assistieren. Gesagt, getan. Sie kam. Mein Kind wurde abgenabelt. Sie fragte die Schwestern nach einer Schale. Ich bat sie mein Körbchen zu nehmen und es nicht in eine Brechschale zu legen. Sie machte ein Foto. Sie fragte mich, ob ich mit dem Handy noch mehr Bilder machen möchte. Ja, auf jeden Fall. Sie war ganz entspannt. Endlich bekam ich das Körbchen mit meinem Baby darin. Ich fragte sie, ob sie ein Geschlecht erkennen konnte, welche Größe das Baby wohl habe. Sie war so entspannt. Sie hatte keine Angst vor meinem Kind. Es lag jetzt ganz anders da. Jetzt war es mein Baby. Der Mund war geschlossen. Die Augen geöffnet. Es hatte eine zarte kleine Nase. Ich sah die Ohren. Alles sah gesund aus. Es war, auf seine Art, schön. Jetzt erst traute ich mich, es ohne Handschuhe zu berühren. Ich machte Bilder, seine Hand auf meinem Finger. So winzig. Ich gab ihm den Namen Lovis. Ganz offiziell. Die Schwester hatte es gehört. Ich blutete nicht stark. Ich hatte Zeit. Zeit die endlich war. Aber das war jetzt nicht wichtig. Es war die einzige Zeit, die mir mit meinem Kind blieb. Ich fühlte mich tatsächlich wie eine Mutter, die gerade ihr Kind geboren hatte. Es gerade erst kennenlernte. Ich werde niemals aufhören, dankbar für diese Minuten zu sein. So langsam hieß es, ich sollte in den OP. Aber das war mir egal. Ich hatte mein Baby bei mir. Den ganzen Weg bis zum OP. Wir hatten es mit dem roten Deckchen zugedeckt und ich streichelte es über der Decke und liebte es unheimlich. Als ich unten angekommen war, sollte ich vom Bett herunter. Es war nun also an der Zeit, Abschied zu nehmen. Ich gab es der Schwester und wusste, es war das letzte Mal, dass ich es sehen würde. Im Nachhinein hätte ich mich gerne richtig verabschiedet. Hätte gern einige Worte zu ihm gesagt. Dass ich es liebhabe. Und es beneide für seinen Frieden, und dass es für immer mein Kind sein wird. Aber in diesem Moment kam ich nicht darauf. Ich gab das Körbchen einfach ab und sah die nächste Aufgabe, die vor mir lag. Ich wollte es nur hinter mich bringen.

Im Zimmer angekommen, konnte ich es immer noch nicht fassen. Ich starrte wieder an die Wand und wartete darauf, dass ich mich anziehen und endlich gehen konnte.

Epilog:
Am 25.03 bat ich meinen Mann, doch bei der Pathologie anzurufen. Mir ließ der Gedanke keine Ruhe, dass unser Kind quasi im Müll landet. Dort erfuhren wir, dass alle Sternenkinder gemeinsam verbrannt und auf dem Friedhof auf der Sternenkinderwiese bestattet werden. Leider war dieser Friedhof in der Stadt, in der die Patholgie ansässig war und daher etwas weiter weg. Trotzdem waren wir am darauffolgenden Tag dort. Es ist schön dort. Der Friedhof liegt ruhig und idyllisch. Die Wiese liegt unter einem großen Baum, in dem Sterne und Mond hängen. Wie sehr hätte mir das Wissen geholfen, dass mein Sohn hierherkommt. Welche Trauer musste ich nur aufgrund dieses Unwissens in den ersten Tagen durchmachen. Außerdem richteten wir für Lovis ein symbolisches Grab in unserem Garten ein. So konnte ich ihn irgendwie doch bei uns haben. Die Kinder akzeptierten ihn und wünschten ihm regelmäßig gute Nacht. Er war einer von ihnen, auch wenn sie ihn nie kennen lernen durften. Irgendwie war er bei uns, auch wenn er nicht da war. Wochen später schrieb ich einen Brief an den Chefarzt der Gynäkologie, in dem ich meine Zeit im Krankenhaus beschrieb. Dazu sendete ich einige selbstgenähte Einschlagdecken für Sternenkinder und kleine Mützen, einen Flyer von den Sternenkinderfotografen und die Aufforderung, sich jederzeit an mich zu wenden wenn weitere Decken benötigt werden. Wieder einige Wochen später bekam ich einen Brief als Antwort, der alle meine Vorstellungen übertraf. Der Arzt berichtete mir, dass alle Beteiligten meinen Brief gelesen hätten.

Daraufhin wurde sich im Team beraten und überlegt, was man tun könne, um die Frauen besser zu betreuen. Auch meine Hebamme, die mich in der Zeit danach fürsorglich betreut hatte, berichtete dass sich in der gynäkologischen Station, nach meinem Brief, viel verändert hätte, bezüglich dieses Themas. Sogar mit dem örtlichen Friedhof wurde Kontakt aufgenommen um ein Sternenkindergrab einzurichten. Der Gedanke, dass die Geburt meines kleinen Sohnes und mein Brief diesbezüglich so viel erreicht hatte, berührte mich. Alles fühlte sich nun ein klein wenig sinnvoller an, auch wenn die Trauer über mein fehlendes Kind immer bleiben wird.

M.G.

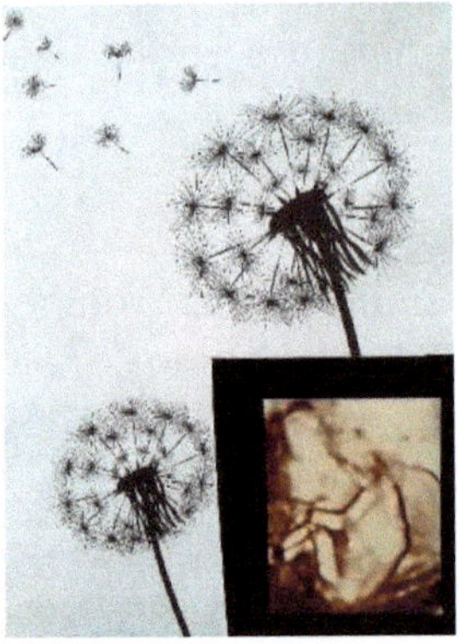

STERNENKINDER - DAS EMPFINDEN EINES VATERS

Ich erinnere mich noch heute glasklar an diesen Moment. Ich war auf Dienstreise in Peking, China. Es sollte unser erstes gemeinsames Kind sein. Die Schwangerschaft war noch nicht weit fortgeschritten. Und doch war auch ich voller Vorfreude auf den ersten Nachwuchs, das erste eigene Kind. Die gesamte Familie war bereits informiert.

Und nun erhalte ich den Anruf meiner Frau, direkt vor einem wichtigen Termin. Es war wie ein Schlag in die Magengrube. Ich war so traurig und auch irgendwie wütend. Diese Ohnmacht...diese Hilflosigkeit. Und dann diese Distanz. Keine Chance auf Nähe, keine Chance auf Berührung, keine Chance auf enge Verbindung, keine Chance auf Abschied. Ich war allein. Allein mit meinem Schmerz, allein mit meiner Traurigkeit und allein mit meiner Ohnmacht. Mindestens 17 Stunden Reise lagen zwischen uns, zwischen mir und meiner kleinen Familie.

Ich habe dann meinen Termin durchgezogen, wobei ich danach in Tränen ausgebrochen bin. Ich wollte einfach bei meiner Frau und dem jungen Leben sein, sie beide halten, miteinander trauern und Abschied nehmen. Als ich zuhause ankam, war die Ausschabung bereits erfolgt, das neue Leben bereits entlassen. Gemeinsam haben meine Frau und ich getrauert, geweint und uns glauben geschenkt, dass es so sein sollte, ja, dass es so sein musste. Wir haben uns viel in den Armen gehalten und sehr viel miteinander gesprochen, uns unsere Gefühle und Gedanken mitgeteilt. Das hat sehr geholfen.

Ein Vertrauen in etwas Größeres erlaubte uns recht schnell Frieden mit dem tragischen Ereignis zu finden. Wir konnten daran glauben, dass das neue Leben vor etwas noch tragischerem bewahrt wurde, dass es sich einfach nicht so entwickeln konnte, wie es für unseren Nachwuchs bestimmt war. Es sollte einfach noch nicht sein. Wir richteten den Blick nach vorne, verloren nicht den Glauben und den Mut, dass wir noch viele wundervolle Kinder haben werden und dass wir diese mit all unserer Liebe begleiten dürfen.

Heute haben wir drei weitere wundervolle und gesunde Kinder, allesamt Jungs. Vermutlich war das erste unser langersehntes

Mädchen. Wir denken immer wieder an das kleine Wesen. Wie es wohl auf uns herunterschaut? Wie es uns wohl in unserem Alltag begleitet? Wie es ihm selbst so geht? Im Garten unseres Einfamilienhauses haben wir bei der Anlage extra einen Holunderbusch für unser Ungeborenes gepflanzt. So sind wir immer auch im Alltag miteinander verbunden.

Wo auch immer du jetzt bist, ich kann spüren, dass du hier bist und dass es dir gut geht. Ich liebe dich. Fühl dich umarmt und geliebt. Du bist Teil unserer Familie und wirst es immer sein.

Maximilian Baaij

ÜBER DIE AUTORIN

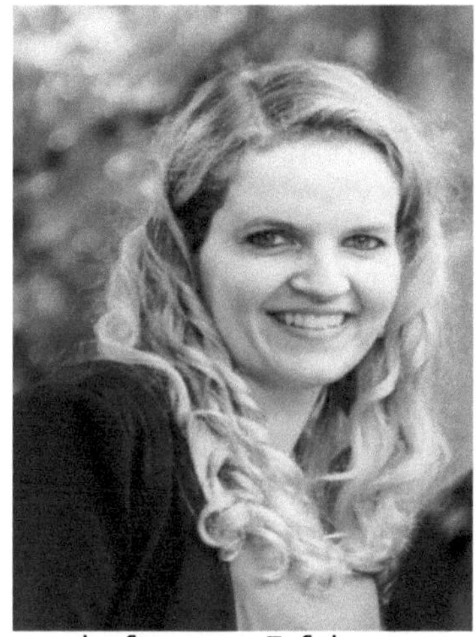

Mein Name ist Jennifer Merkle, ich bin Mama von zwei Kindern an der Hand, zwei Sternenkindern und schwanger mit meinem 5. Kind. Beruflich begann meine Reise auch mit Kindern: Ich wurde Erzieherin und später psychologische Kinder-, Jugend und Familienberaterin und Coach. In diesen Themen steckt meine große Leidenschaft: Kinder und Familie, Psychologie und Coaching!
Persönlich war mein Leben geprägt von vielen Herausforderungen und schier unlösbaren Themen, die ich jahrelang mit mir herumschleppte. Zu den schmerzhaftesten Erfahrungen gehören der Tod meines jüngeren Bruders mit 19 Jahren und der meiner Babys. Diese Trauererfahrungen prägen mein ganzes Leben.

Als mein Bruder durch einen Unfall starb, gingen meine Familie und ich in dieser schweren Zeit der Trauer leider getrennte Wege. Bis heute unvorstellbar, wir fanden keinen gemeinsamen Weg der Trauer, das entfernte uns sehr weit voneinander.
Meine Eltern und ich konnten uns später gegenseitig den Schmerz diese Zeit vergeben, in der wir nicht füreinander da sein konnten. Wir alle können die Zeit nicht zurückdrehen, doch ich wünschte mir zutiefst, wir hätten damals einen gemeinsamen Weg gefunden. Seitdem setze ich mich damit auseinander, wie eine Familie mit Trauer umgehen kann, ohne die Verbindung zueinander zu verlieren. Jeder darf auf seine Art mit der Trauer umgehen, doch wir sollten dabei im Austausch miteinander bleiben, um als Familie noch stärker zusammenzuwachsen. Aus dieser Erfahrung, dem Blick als Tochter und Schwester und dank der späteren professionellen Auseinandersetzung mit dem Thema habe ich einen großen Wissensschatz aufgebaut, den ich nun mit dir teilen möchte.
Das Wichtigste vorab: Jede Trauer ist so individuell wie der Mensch selbst und jeder geht völlig anders damit um. Es gibt kein Richtig und

Falsch. Urteile nie von Außen über Familien oder Menschen, denn wir sehen immer nur einen Teil von ihnen.

Mit der Zeit beschloss ich aus meinem bisherigen Motto „Irgendwie schaffe ich es, den Rucksack durch mein Leben zu tragen, auch wenn ich nicht mehr aufrecht gehen kann“ ein neues Motto zu gestalten. Mein neues Motto war: „Weg mit den alten Geschichten, schreib neue!" Die alten Geschichten verteufle ich natürlich nicht, sondern nehme sie als meinen Erfahrungsschatz an, sie bilden mein persönliches Wachstum. Wer wäre ich ohne meine Geschichte(n) und Erfahrungen?!

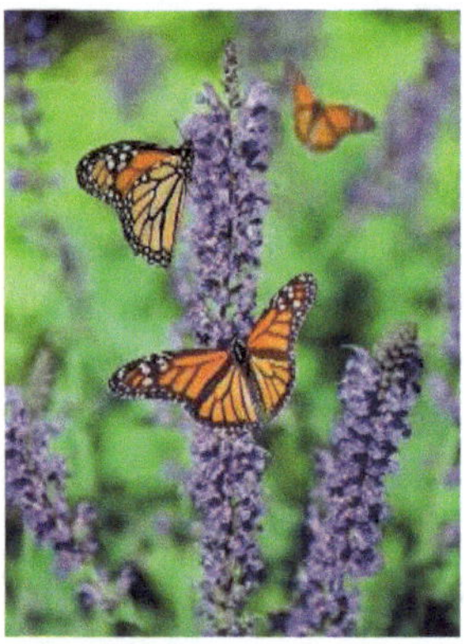

Auch das Mamawerden hat mich sehr geprägt! Als unser zweites Baby in der Schwangerschaft von uns ging, erlebte ich erneut diesen Schmerz der Trauer. Er half mir, mir meines Lebens noch bewusster zu werden. Meine Erfahrungen, die sich bisher durch mein ganzes Leben zogen, sollten nicht umsonst gewesen sein. Mit jedem Erlebnis erkannte ich mehr, wie stark ich bin und wie sehr ich durch meine Geschichte wachsen durfte und damit Mutmacherin und Wegbegleiterin mit großer eigener Erfahrung sein kann.

Seitdem genieße ich jeden kleinen Augenblick noch mehr, bin dankbarer und schätze das, was ich habe. Mama zu sein ist nicht selbstverständlich. Manche Paare müssen auf ihrem Weg zum Wunschkind so viel durchmachen, einige dürfen nie dieses unglaubliche Glück erfahren. Ich weiß, wie kostbar und endlich das Leben ist, und dass es zu kurz ist, um zu leiden.

Auf den Tag genau ein Jahr später, nachdem ich mein zweites Baby verloren hatte, kam mein drittes Kind auf die Welt. Ich glaube nicht an Zufälle, dieser wäre zu unglaublich, als dass er einer sein könnte.

Genauso einen „Nicht-Zufall“ erlebte ich im Mai 2020. Mir wurde klar, was meine Aufgabe und Herzensmission ist. Kurze Zeit später wurde dieses Buch Teil meiner Mission als Mumtacherin und Coach für Stärke und Wachstum junge Frauen dabei zu unterstütze, herauszufinden wer sie wirklich sind, was sie wollen und wie sie das umsetzen. Ich helfe ihnen in ihre Kraft zu kommen und ihren eigenen Weg zu gehen. Dafür ist es wichtig, zu erfahren und aufzudecken wer sie eigentlich sind, was ihre Bedürfnisse und Werte sind und wie sie dafür einstehen. Dafür kam Human Design in mein Leben, ein wertvolles Tool, das ich gerne für mich, meine Familie und meine Klienten nutze.

Dieses Buch soll Dir zeigen, dass Du nicht alleine bist und wir alle zusammenhalten. Es soll einen Platz für die Trauer in dieser Gesellschaft schaffen, um aus dieser Erfahrung zu wachsen. Wir wollen gemeinsam über ein Tabuthema sprechen und damit das Tabu brechen, das so viele von uns betrifft und mit dem keiner allein sein sollte.

Es ist meine Lebensaufgabe, als die Mutmacherin Menschen in Krisen, Veränderungsprozessen und auf dem Weg zu sich selbst zu begleiten um ihre Lebensfreude wieder zu finden, ihre Ziele zu erreichen, Ängste zu überwinden, ihre Ressourcen, ihre Fähigkeiten und ihr Potential zu entdecken oder einfach glücklich zu sein. Deshalb bin ich jetzt und gerne jederzeit für dich da.

Dankeschön!

Ohne euch wäre dieses Buch nicht möglich geworden, Dankeschön an

- allen, die in diesem Buch mit ihren Geschichten und Bildern mitgewirkt haben. Ihr seid so mutig und stark euren Weg gegangen und teilt ihn nun mit anderen Sternenmamas- und papas. Ich danke euch von Herzen, dass ihr die Kraft und den Mut hattet, eure Geschichte aufzuschreiben und zu teilen.
- Leonie Malinowski, die vom ersten Moment an, an dieses Buch und mich geglaubt hat und mich seither unterstützt. Sie ist ein Geschenk für mein Leben und ich bin ihr unendlich dankbar, dass sie es so sehr bereichert! Die genialste Zusammenarbeit und Freundschaft, die man sich vorstellen kann! Danke!
- meinem Mann, ohne seine Unterstützung, sein Glaube an mich, seine Liebe und die kinderfreie Zeit, die er mir ohne wenn und aber verschafft, wäre dieses Buch nicht möglich gewesen. Ich liebe Dich.
- meinen Kindern, die jeden Tag meine größte Lehrmeister sind. Ich bin unendlich dankbar, dass es euch gibt und ich eure Mama sein darf. Ich liebe euch von ganzem Herzen.
- meinen Sternenkinder und meinem Bruder, ohne sie wäre dieses Buch nicht entstanden und sie haben mir gezeigt, wie dankbar ich sein darf und wie wertvoll das Leben ist. Heute begleiten sie mich im Herzen.
- Meinen Eltern, danke das ihr mir das Leben geschenkt habt. Danke, dass ihr mir immer zur Seite steht und mich und meine Familie auf meinem Weg unterstützt. Genauso meinen Schwiegereltern für die Korrektur des Buches und die Liebe und Zeit für unsere Kinder.
- Katharina Weber für die Gestaltung vom Bucheinband und meinem Logo- viele Stunden, viele Überarbeitungen, aber es hat sich gelohnt! Danke.
- Jaqueline Nehrkorn – die die dieses Buch für mich lektoriert hat und viel Zeit und Liebe reingesteckt hat.
- Sara Decker für unsere Zusammenarbeit meines Buches und ihrer Musik

- Meiner besten Freundin Mara Schmidt, für einige Fotos und das sie immer für mich da ist!
- Christina Assfalg, die mich und meine Vision von Anfang an unterstützt hat und mir bei allen technischen Dingen zur Seite steht.
- allen, die sich jeden Tag einsetzen für Trauerende, Rechte von Sternenmamas, neue Möglichkeiten der Erinnerungen und Trauer schaffen oder als Trauerbegleiter Menschen unterstützen.
- allen, die wertvolle Visionen haben und damit losgehen und sie in die Welt bringen
- allen, die mich in irgendeiner Form unterstützt haben
- Fotografen auf unsplash.com, pixabay,...

Printed in Poland
by Amazon Fulfillment
Poland Sp. z o.o., Wrocław

24383383R00118